Gina Kümmel

DURCHBRICH DEN *Kreislauf*

Gina Kümmel

DURCHBRICH DEN *Kreislauf*

Wie familiäres Trauma Generationen prägt und es dir gelingt, dich davon zu befreien

mvgverlag

Bibliografische Information der Deutschen Nationalbibliothek
Die Deutsche Nationalbibliothek verzeichnet diese Publikation in der Deutschen Nationalbibliografie. Detaillierte bibliografische Daten sind im Internet über https://dnb.de abrufbar.

Für Fragen und Anregungen
info@m-vg.de

Wichtige Hinweise
Dieses Buch ist für Lernzwecke gedacht. Es stellt keinen Ersatz für eine individuelle medizinische Beratung dar und sollte auch nicht als solcher benutzt werden. Wenn Sie medizinischen Rat einholen wollen, konsultieren Sie bitte einen qualifizierten Arzt. Der Verlag und die Autorin haften für keine nachteiligen Auswirkungen, die in einem direkten oder indirekten Zusammenhang mit den Informationen stehen, die in diesem Buch enthalten sind.

Ausschließlich zum Zweck der besseren Lesbarkeit wurde auf eine genderspezifische Schreibweise sowie eine Mehrfachbezeichnung verzichtet. Alle personenbezogenen Bezeichnungen sind somit geschlechtsneutral zu verstehen.

Originalausgabe
1. Auflage 2025

Türkenstraße 89
80799 München
Tel.: 089 651285-0

Redaktion: Anke Schild
Umschlaggestaltung: Manuela Amode
Umschlagabbildung: Adobe Stock/kebox
Satz: Hannah Ecker
Druck: CPI
Printed in the EU

Wir produzieren nachhaltig
www.m-vg.de

ISBN Print 978-3-7474-0684-7
ISBN E-Book (EPUB, Mobi) 978-3-98922-111-6

INHALT

TRIGGERWARNUNG

In diesem Buch geht es um traumatische Gewalterfahrungen, Kindheitstrauma und Traumafolgen. Das umfasst physische, psychische und sexuelle Gewalt, Vernachlässigung, Kindesmisshandlung und -missbrauch. Zu Beginn werden auch Kriegs- und Nachkriegstraumata einbezogen. Die Langzeitfolgen von Bindungs- und/oder Entwicklungstrauma werden sowohl aus theoretischer als auch persönlicher Perspektive thematisiert. Dazu gehören unter anderem: Flashbacks, dissoziative Zustände, Selbstverletzung, Suizidalität, Essstörungen, emotionale Dysregulation, Bindungsstörungen, (komplexe) posttraumatische Belastungsstörung.

EINLEITUNG
DIE DUNKELHEIT IN DER SEELE

Ein Trauma ist eine tiefe seelische Wunde, eine Verletzung, die von außen unsichtbar ist. Viele von uns tragen Verletzungen in ihrer Seele, die unter der Oberfläche schmerzen. Manche Seelen leiden unter sehr tiefen, entzündeten Wunden und stehen kurz vor einer Sepsis, andere werden »nur« von kleineren Schürfwunden geplagt. Unabhängig von der Schwere der Wunde sind die meisten von uns sehr bemüht darum, ihre seelischen Verletzungen zu verstecken und nach außen eine Fassade der Unverwundbarkeit und Unnahbarkeit aufrechtzuerhalten. Diese Fassade schützt uns zwar vor Nähe und möglichen schmerzhaften Gefühlen, aber sie sperrt auch all die schönen Gefühle aus, die das Leben erst lebendig machen. Ich habe in meinem Leben schon einige Menschen dabei begleitet, ihre Schutzmauern langsam einzureißen, hinter die Fassade zu schauen und ihre Wunden zu versorgen. Dafür musste ich aber erst mal meine eigenen Mauern überwinden und den Zugang zu meinem Herzen wieder freilegen. Ich werde in diesem Buch viel von meinem Wissen als Therapeutin und insofern von meinem Wissen über die Erfahrungen anderer Betroffener mit dir teilen, aber auch meinen ganz persönlichen Schmerz – ebenso wie meinen Weg der Heilung. Es fällt mir nicht leicht, aber ich möchte dir einen schonungslosen und echten Einblick in die tiefste Dunkelheit meiner Seele geben, damit du dich in deiner Dunkelheit weniger allein fühlst. Ich möchte dir auch zeigen, wie ich wieder Licht in diese Dunkelheit bringen konnte, ein Licht, das erst nur ein kleiner Funke war und später zu einem unlöschbaren Lichtermeer in mir heranwuchs.

Meine Kindheit und Jugend waren geprägt von Gewalt, Kälte und viel Angst. Alles, was ich tat, war anscheinend falsch und verursachte Wut. Am besten sollte ich einfach unsichtbar sein, und das versuchte ich auch, ich wünschte mir als Kind so oft, unsichtbar werden zu können. Cholerische Wutanfälle, Gewalt und Hass zog ich nur allzu leicht von allen Seiten auf mich. Ich schaffte es nicht, aufzuessen, ich wagte es, Widerworte zu geben, ich weinte, ich konnte nachts nicht schlafen, ich zeigte Gefühle, ich atmete oder schmatzte zu laut – und das Schlimmste: Ich bettelte nach Liebe. Mit Verachtung und Ekel in der Stimme wurde mir das oft zum Vorwurf gemacht. Neben der physischen und psychischen Gewalt erfuhr ich in meiner Kindheit und Jugend auch immer wieder sexuellen Missbrauch von Männern, denen ich vertraute. Männern, die ich als Kind lieb hatte und die mir das Gefühl gaben, dass auch sie mich lieb hatten. Ein Gefühl, nach dem ich mich als Kind so sehr sehnte. Ich lernte früh, dass dieses Gefühl einen sehr hohen Preis hatte. Der Preis war Angst in ihrer reinsten Form, verbunden mit Schmerz, Ekel und unsagbar viel Scham. Denn die Tatsache, dass ich nicht mochte, was mit mir gemacht wurde, bestätigte mir nur abermals, dass mit mir etwas nicht stimmen konnte. Schließlich, so sagte man mir, war das nur ein Ausdruck echter Liebe. Aber was ich dabei fühlte, konnte doch keine Liebe sein. »Ich muss kaputt sein«, dachte ich in vielen Momenten meiner Kindheit.

Wenn ich versuchte, mich zu widersetzen, kippte die angebliche Liebe schnell in Zorn um. So lernte ich, das Leid auszuhalten und »unser kleines Geheimnis« zu bewahren, das mich über die Jahre von innen quälte wie ein ätzendes Gift, das sich langsam durch jede Faser meines Körpers und meiner Seele fraß. Jede Nacht hatte ich Angst, jemand würde wieder in mein

Zimmer kommen, um Liebe einzufordern, die ich nicht fühlen konnte. Ich baute mir in meinem Bett eine Schutzmauer aus Kuscheltieren, ich wünschte mir ein Hochbett, verbarrikadierte die Leiter mit weiteren Kuscheltieren, in der Hoffnung, das würde mich schützen. Gleichzeitig spürte ich allerdings tief in mir, dass mich das nicht schützen konnte, dass mich gar nichts schützen würde. Ich lag nachts wie gelähmt wach, starrte an meine Zimmertür, und obwohl ich nicht religiös war, betete ich und bat Gott, der für mich auf dem Mond lebte, um seine Hilfe. Ich redete sehr oft mit dem Mond, der immer genau in mein Kinderzimmer schien. Ich flehte ihn an, mir einen anderen Körper zu geben und endlich ein gutes Kind aus mir zu machen. »Bitte, lieber Mond, mach, dass ich kein böses Kind mehr bin«, flüsterte ich nur allzu oft mit tränenerstickter Stimme in die stille Dunkelheit. Ich flehte ihn an, mich zu befreien aus dieser fleischlichen Hülle, die ständig wehtat, aber es half nichts, ich war gefangen in mir.

Oft kam ich nachts aus meinem Zimmer, weil ich nicht schlafen konnte. Ich hatte nachts so viel Angst, was leider für die Erwachsenen nur ein weiterer Grund war, wütend auf mich zu werden. Wieso konnte ich nicht einfach ein normales, braves Kind sein? Das endlose Schamgefühl wuchs in mir heran, bis mein ganzes Inneres nur noch daraus zu bestehen schien. Alles war meine eigene Schuld, meine ganze Existenz war eine Last, mein Körper war geschändet und ich war kaputt, irreparabel.

Ich fing an, mich selbst zu hassen. Ich verabscheute meinen Körper zutiefst, weil er so nutzlos und schwach war, sich nie wehren konnte und einfach nur erstarrte wie eine leblose Puppe. Manchmal stieg ich in solchen Nächten aus meinem Körper aus, ich trennte mich von ihm, betrachtete ihn angewidert aus einer anderen Ecke meines Zimmers. Ein Zustand, der viele Jahre später einen Namen bekommen sollte: Depersonalisierung, ein dissoziativer Zustand, in dem sich die Seele vom Körper abspaltet. Ich stieg aus meinem Körper aus, ich verachtete ihn dafür, dass er nicht mal versuchte, sich zu widersetzen. Mehr als ein erbärmliches Wimmern brachte er nicht zustande.

Mein Körper gehörte mir schon lange nicht mehr, er wurde mir gestohlen und benutzt. Trotzdem war ich gezwungen, in ihm weiterzuleben. Ich versuchte, ihm zu entkommen, wofür mir jedes Mittel recht war. Ich entdeckte in der Grundschule Selbstverletzung für mich und fing an, mir Wunden zuzufügen und mir das Essen zu verbieten, Hunger konnte so schön wehtun. Wenn ich mir selbst Schmerzen zufügte, war ich es, die die volle Kontrolle über ihren Körper hatte, niemand sonst. Außerdem konnte ich so meinen inneren Schmerz betäuben und mich gleichzeitig bestrafen. Das gab mir ein Gefühl von Selbstermächtigung.

Ich wünschte mir oft, in einen anderen Körper gehen zu können, und fing an, gar nicht mehr da sein zu wollen. Wenn ich meinen schändlichen Körper einfach töten würde, könnte ich ja vielleicht in einen neuen umziehen. Ich fragte mich oft, ob das ginge, schließlich wusste ich schon, dass ich ihn manchmal verlassen konnte, aber ich war nicht sicher, ob ich tatsächlich einen neuen bekäme.

Ich konnte meine Selbstzerstörung nicht lange geheimhalten. Meine Grundschullehrerin war die erste, die meine Selbstverletzung bemerkte und sich sorgenvoll an meine Familie richtete. Die hatte allerdings weniger Sorge als vielmehr Vorwürfe für mich übrig, weil ich ihr damit so viel Ärger machte. Daraufhin begann ein Therapeutenmarathon, in der Hoffnung, dass irgendwer ihr kaputtes Kind wieder reparieren würde. Ich verweigerte mich dem vehement, bis ich irgendwann in der Psychiatrie landete, aber auch dort hielt ich mein eisernes Schweigen aufrecht. Ich sollte verdammt sein, wenn ich mich jemals einem Erwachsenen anvertraute.

Im Alter von 14 Jahren kam ich in ein Kinderheim und verlor dann den Kontakt zu meiner Familie. Natürlich gab ich, genau wie meine Familie, allein mir selbst für alles die Schuld, es konnte ja gar nicht anders sein. Im Heim reihten sich weitere Erfahrungen von sexueller Gewalt in meine Traumasammlung ein; Selbstverletzung und Todessehnsucht wurden fester Bestandteil meines Alltags, und ich tat alles, um mir zu entkommen.

Nach außen baute ich eine riesige Schutzmauer auf, wie es viele von uns tun. Es dauerte lange Zeit, bis ich den Mut fand, mich meinem Schmerz zu stellen, statt ihm entfliehen zu wollen. Es dauerte Jahre, bis ich die gigantische Festung, die ich um mein Herz errichtet hatte, einriss und es wagte, wieder zu fühlen. Noch viel länger dauerte es, mich für das Leben zu entscheiden und meinen Körper wieder als meinen anzunehmen. Meine Seele und mein Körper mussten wieder zusammenfinden, sie mussten sich versöhnen. Es war das Härteste, was ich jemals tun musste.

In diesen Jahren kamen aber auch schöne Erfahrungen und Freundschaften dazu und ich fühlte mich erstmals nicht mehr so allein. Ich erfuhr, dass ich mit all diesem Schmerz bei Weitem nicht allein war. Im Kinderheim traf ich auf viele Kinder, die zu Leidensgenossen und meiner neuen Familie wurden, die mir Freundschaft und Verbundenheit zeigten, die genau denselben Schmerz wie ich zu fühlen schienen. Kinder, die so verletzt in ihrer Seele waren und riesige Festungen um ihr Herz gebaut hatten, genau wie ich. Von Schmerz erfüllte Kinderseelen – ich lernte, dass wir viele waren, viel zu viele.

Mit den Jahren und den Menschen, die ich traf, erkannte ich, dass hinter unseren Fassaden viel Einsamkeit, Schmerz und Angst stecken. Die Angst vor erneuten Verletzungen, Enttäuschungen und Schmerz isoliert uns und macht uns so unsagbar einsam. Ich glaube fest daran, dass wir eigentlich dazu bestimmt sind, zu lieben und geliebt zu werden, dass wir uns mit anderen verbinden und einander helfen wollen. Dafür müssen wir lernen, echte Nähe zuzulassen, unsere Gefühle zu fühlen und Verletzlichkeit zuzulassen. Warum verweigern wir die Liebe und warum tun wir uns gegenseitig immer wieder so weh? Woher kommt all der Schmerz auf der Welt, all die Gewalt? Warum hat meine Familie mich nicht geliebt? Warum war ich nie gut genug, um wenigstens etwas Schutz zu erfahren?

Die Frage, die in meinem Kopf immer lauter wurde, war die Frage nach dem Warum. Vielleicht kennst auch du diese quälende Frage nach dem Warum, die immer wieder durch deine Gedanken hallt und fortwährend nach Antworten verlangt, die du nicht zu finden vermagst.

Hier möchte ich mit diesem Buch ansetzen, damit wir gemeinsam zumindest Ansätze von Antworten bekommen. Ich wollte immer verstehen, woher all dieser Schmerz kommt, den viele von uns versteck(t)en und der immer wieder neuen Schmerz verursacht. Wir müssen den Mut finden, unsere seelischen Wunden anzuschauen, damit wir nicht ein Leben lang unter ihnen leiden und sie nicht mehr auf andere übertragen. Ich möchte dich mit diesem Buch dazu einladen, dich selbst wahrzunehmen, dich selbst und deine Familie besser zu verstehen und dich mit dir zu versöhnen. Vielleicht wirst du dich und deine Familiengeschichte nur in einigen wenigen Facetten wiederfinden, vielleicht auch in allen. Es gibt viele mögliche Folgen von kollektiven und individuellen Traumata durch alle denkbaren Formen der Gewalt. Egal, worin genau du dich in diesem Buch wiedererkennst, du gehst damit einen wichtigen Schritt auf dem Weg der Heilung: Auseinandersetzung und Verständnis.

Ich möchte dich durch den Prozess begleiten, dich selbst, deine seelischen Wunden und ihren Ursprung in deiner Familiengeschichte besser zu verstehen. Ich möchte dir zeigen, wie diese Weitergabe funktioniert und welche Wunden der Vergangenheit vielleicht heute noch deine ganze Familie beeinflussen. »Transgenerationales Trauma« beschreibt die Weitergabe traumatischer Erfahrungen und Traumafolgen innerhalb eines Familiensystems von einer Generation auf die nächste, oft ohne dass sich die nachfolgenden Generationen dessen bewusst sind. Wir haben kollektiv so viele dysfunktionale emotionale Muster, so viele unsichere Bindungsmuster, dass der Eindruck entsteht, heutzutage seien die meisten Menschen beziehungsunfähig und unfähig, einfach nur glücklich zu sein. Ich möchte mit dir gemeinsam auf eine Reise in die Vergangenheit gehen, eine Reise in deine Familiengeschichte, in deine Kindheitsgeschichte, eine Reise zu den Ursprüngen von all dem Schmerz, all den Ängsten und der weit verbreiteten Unfähigkeit, sich wirklich verletzlich zu machen. Diese Reise hat zum Ziel, dass du dich selbst, aber auch deine Familie besser verstehen lernst.

Ich lade dich ein, den Blick im Verlauf des Buches mehr und mehr nach innen zu richten und die verborgenen Verletzungen deiner Seele ausfindig zu machen. Dafür braucht es eine wohlwollende und ehrliche Haltung dir selbst gegenüber und ein kleines bisschen Mut. Deine innere Welt wahrzunehmen und anzuerkennen, wie sie jetzt gerade ist, ohne dich dafür zu bewerten oder zu verurteilen, ist der erste Schritt. Du kannst dir deine innere Welt verbildlichen, sie dir mit all ihren Einzelheiten vorstellen und auf eine Entdeckungsreise gehen. Um dich und dein inneres Kind dabei zu begleiten, findest du in diesem Buch nicht nur die Ausführungen im

Text, sondern auch eine Geschichte in Bildern. Stell dir die Reise nach innen wie eine Abenteuerreise deines inneren Kindes vor, das unbekannte Orte entdecken und verborgene Rätsel lösen will. Auf dieser Reise wirst du womöglich die eine oder andere düstere Ecke finden, du wirst Wege beschreiten, die dunkel und undurchsichtig sind, und du wirst die Bewohner dieser Welt kennenlernen. Sie warten schon lange auf deinen Besuch und können deshalb manchmal etwas aufdringlich oder unheimlich wirken. Egal, welchen Geschöpfen du in dir begegnest, sie sind keine Bedrohung, sondern viel eher deine Beschützer. Hab also keine Angst, wenn du auf Monster und Drachen triffst, diese wollen nur gesehen und befreit werden. Damit dein inneres Kind sich im Dunkeln nicht allzu sehr gruselt, wird es eine magische Laterne mitnehmen, deren Licht unlöschbar ist. Es ist das Licht der Hoffnung, das so hell scheint, dass der kleinste Funken ausreicht, um die Dunkelheit zu überwinden. Dein inneres Kind wird auch einen treuen Begleiter mitnehmen, der dich liebevoll und schützend durch die abgelegensten Wege deiner inneren Welt führt. Durchquere deine Welt wie ein neugieriger Forscher und bleibe wohlwollend zu dir, statt dich darüber zu ärgern, dass es an manchen Stellen nur Dunkelheit und karge Landschaften gibt, ohne Licht und ohne Blumen. Deine magische Laterne hat eine besondere Kraft: Ihr Licht vermehrt sich fortwährend und jeder einzelne Funke trägt einen kleinen Samen in sich, der auf dem Boden deiner Welt landen und zu einer Blume heranwachsen wird. Alles beginnt damit, dich aus deinen Ketten zu lösen und die Reise anzutreten. Schau dich erst einmal nur um und lerne, deine Welt zu verstehen. Das braucht durchaus Mut, aber du bist mutig und hast diese Reise bereits begonnen, sonst würdest du dieses Buch gerade nicht in deinen Händen halten.

Verständnis ist der Raum, in dem Akzeptanz und Mitgefühl wachsen können. Verständnis ist der Raum, in dem wir unseren Schmerz nicht nur anerkennen, sondern auch voll und ganz zulassen, fühlen und transformieren können. Verständnis ist der Raum, in dem wir uns selbst und anderen empathisch, liebevoll und wertungsfrei begegnen. Wir können nicht heilen, ohne zu verstehen und zu akzeptieren.

Verständnis für deine Eltern, deine Großeltern, deine Urgroßeltern und andere zu haben, heißt nicht, dass damit all ihr Verhalten entschuldigt wird. Verständnis befreit nicht von Verantwortung und muss auch nicht zwingend mit Vergebung einhergehen. Es öffnet einfach nur einen Raum, in dem endlich Akzeptanz und damit auch der erste Schritt zur Heilung entstehen darf. Die quälenden Fragen nach dem Warum verlangen nach Antworten, und ich möchte daran mitwirken, diese ungestillte Sehnsucht in dir zumindest etwas zu lindern.

Zu Beginn möchte ich die kollektiven und individuellen Faktoren identifizieren, die vor allem in den letzten Jahrhunderten in Deutschland zur Weitergabe von transgenerationalem Trauma beigetragen haben. Dieses Verständnis ist sowohl für die psychologische Forschung als auch für die Verbesserung therapeutischer Ansätze von Bedeutung. Historische Traumata wie beispielsweise Kriege haben nicht zu unterschätzende Auswirkungen auf nachfolgende Generationen, die sich in entsprechenden Weltanschauungen, Emotions- und Kommunikationsformen, Beziehungsmustern und Erziehungsstilen zeigen. Die Rolle der Kindererziehung ist im Kontext von generationsübergreifendem Trauma auch unbedingt in den Blick zu nehmen, da körperliche Gewalt, Misshandlung und Vernachlässigung von Kindern sehr lange Zeit nicht nur akzeptiert, sondern sogar befürwortet wurden, ohne dass es ein Bewusstsein für die Langzeitfolgen einer solchen »Erziehungsform« gab. Für dieses Buch habe ich mit vielen Betroffenen von Traumafolgestörungen aus verschiedenen Generationen gesprochen. Ihre Erfahrungsberichte habe ich anonymisiert und teilweise zusammengefasst. Ausschnitte davon sowie Einblicke in meine ganz persönlichen Erfahrungen sollen die theoretischen Erklärungen lebensnaher für dich machen und dir außerdem zeigen, dass du mit deinen Erlebnissen und Gefühlen nicht allein bist.

Um zu verstehen, woher das alte Trauma in dir kommt, müssen wir in der Zeit zurückreisen in deine Kindheit, aber auch in deine Familiengeschichte. Wenn Traumata über mehrere Generationen weitergegeben werden, müssen wir uns die Traumata früherer Generationen anschauen, um das eigene besser zu verstehen.

Lass uns beginnen!

1. KAPITEL

KOLLEKTIVE TRAUMATA IN DER GESCHICHTE

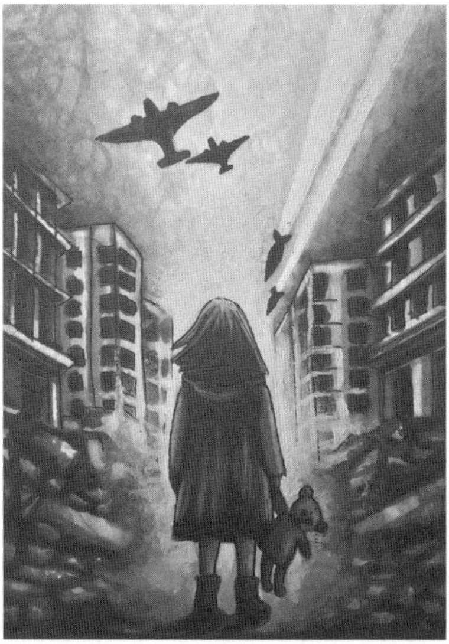

In den Trümmern menschlicher Verzweiflung wucherten das Leid und der Hass, der sämtliche Nächstenliebe unter sich vergrub. Leere, betäubte Herzen und unzählige Kinderseelen, die inmitten von Tod und Zerstörung ihrer Kindheit beraubt wurden, sind das Erbe des Krieges. Möge die Macht der Liebe eines Tages die menschliche Gier nach Macht überwinden.

Im folgenden Kapitel möchte ich einen Überblick über die historischen kollektiven Ereignisse in Deutschland geben, die maßgeblich zur Entstehung und Weitergabe transgenerationaler Traumata beigetragen haben. Die Betrachtung dieser traumatischen Ereignisse soll das Verständnis für die Mechanismen der Traumaweitergabe in Deutschland vertiefen. Der Fokus liegt dabei auf den Auswirkungen von Kriegsfolgen, Massenvergewaltigungen, Vertreibungen, Genoziden und den traumatischen Erlebnissen während der NS-Zeit, die in vielen Familien tief verwurzelt sind.

KRIEGSFOLGEN UND DIE ENTSTEHUNG EINER KULTUR DES SCHWEIGENS

Im Kontext vererbter Traumafolgen ist es wichtig, sich mit den Auswirkungen des Zweiten Weltkriegs und der Nachkriegszeit auseinanderzusetzen, da viele deutsche Familiengeschichten Lasten dieser Zeit tragen. Die Verhaltens- und Kommunikationsmuster innerhalb von Kriegsnachfolgefamilien waren von Schweigen, emotionalem Rückzug, Leistungsorientierung und Kontrolle geprägt. Diese Muster können nicht nur die direkte Folgegeneration, sondern auch spätere Generationen beeinflussen.[1]

Die Kriegskindergeneration, die oft zur Verschwiegenheit und Verdrängung ihrer Erlebnisse aufgefordert wurde, hat eine Kultur des Schweigens erlebt und fortgeführt. Dieses Schweigen kann als Abwehrmechanismus verstanden werden, der die Auseinandersetzung mit den Traumata erschwert und die Aufarbeitung weitgehend verhindert hat. Diese Generation wurde ermutigt, ihre Erlebnisse zu »vergessen« und einfach nach vorne zu blicken. Die weit verbreitete »Überlebensschuld«, ein Begriff, der erstmals im Zusammenhang mit Überlebenden des Holocaust entstand, verstärkte den Mechanismus der Verdrängung. Als Überlebensschuld bezeichnet man das Schuldgefühl, das Überlebende gegenüber den Umgekommenen empfinden. Eine ganze Generation empfand Schuld, allein wegen der Tatsache, überlebt zu haben, und sprach sich selbst deshalb das

Recht auf Leid und Schmerz ab, obwohl es so viel davon gab. Arbeit und Alkohol waren nach dem Krieg beliebte Betäubungsmittel, die bei der Verdrängung halfen. Diese emotionale Betäubung und Abspaltung der Gefühle war ein kollektives Symptom der Nachkriegszeit, das auch nachfolgende Generationen prägen sollte.

Diese Kultur des Schweigens und der Verdrängung bildet den Hintergrund dafür, dass viele Menschen dieser und nachfolgender Generationen bis heute Schwierigkeiten haben, sich offen und empathisch zu zeigen, mit Gefühlen umzugehen oder überhaupt einen Zugang dazu zu haben, Einfühlungsvermögen aufzubringen oder das Leiden anderer, ihre psychischen Erkrankungen und Traumata ernst zu nehmen.

Vielleicht kennst du diese vermeidende Art auch aus deiner Familie und bist manchmal frustriert oder verletzt, weil du dich zurückgewiesen und unverstanden fühlst. Das verstehe ich, schließlich ist offener, verständnisvoller und empathischer Austausch ein wichtiges Bindeglied für tiefe und emotional nahe Beziehungen. Wenn du dir die Geschichte deiner Verwandten bewusst machst, fällt es dir vielleicht leichter, zu akzeptieren, dass manche Menschen zu dieser Art Nähe nicht fähig sind. Das hat nichts mit dir zu tun, sondern mit ihren eigenen unbewussten Mustern, die ihre Ursprünge in längst vergangenen düsteren Zeiten haben.

In meinen Gesprächen mit Betroffenen aus verschiedenen Generationen offenbarte sich dieses Muster der Verdrängung und des Schweigens ebenfalls immer wieder in den einzelnen Familiengeschichten, auch weit nach der Kriegs- und Nachkriegszeit.

»Keiner aus meiner Familie hat je über die Kriegszeit geredet; außer dass Nahrung sehr knapp war, erfuhren wir kaum etwas. Allgemein wird bis heute zu Problemen und schlimmen Sachen eher geschwiegen. Das zieht sich auch durch die Generationen in unserer Familie. Wenn jemand über seine Probleme redet, wird meistens mit Verachtung reagiert, typische Sätze sind dann immer ›Wir haben uns früher nie beklagt‹ oder ›Euch geht es heute einfach zu gut‹.«

»Mein Opa war ja im Krieg. Er kam aus der Pfalz und war abgeordnet nach Baden-Baden. Da traf er meine Oma. Er musste aber nach Polen und wurde sogar gefangen genommen von den Russen. Ich glaube, dass er diese Zeit nie verarbeitet hat. Er erzählte auch nie davon, schwieg generell viel, er verlor nie ein Wort über den Krieg. Als ich ›Schindlers Liste‹ im Fernsehen anschauen durfte bei ihnen, ging er raus.«

»Mein Vater, 1942 geboren, jüngstes von drei Kindern, erzählte nicht viel aus seiner Kindheit. Er hatte wie viele dieser Zeit ein Problem mit Alkoholmissbrauch. Er war wenig interessiert am Familienleben und sehr häufig in Kneipen; wenn er zu Hause war, zeigte er passives oder auch aggressives Verhalten. Gesprochen wurde über so was aber nie. Niemand durfte sich beschweren. Das ist auch typisch in der Familie: Die Männer waren immer wenig präsent und aggressiv, niemand durfte klagen. Der übermäßige Alkoholkonsum zieht sich auch durch die gesamte Familie.«

Kennst du ähnliche Berichte aus deinem persönlichen Umfeld? Geschichten wie diese können uns helfen, zu verstehen, warum unsere Vorfahren auf ihre bestimmte Weise mit Problemen und Gefühlen umgehen. Natürlich ist alles, was die menschliche Persönlichkeit ausmacht, multifaktoriell bedingt und nie nur auf eine Ursache zurückzuführen. Trotzdem ist die Schlussfolgerung naheliegend, dass so manche dysfunktionalen Muster in Familien bis heute ein Echo der letzten 100 Jahre sind, das über mehrere Generationen nachklingt.

Es ist sehr wahrscheinlich, dass der Großteil der Kriegs- und Nachkriegsgeneration schwer traumatisiert wurde. Schweigen und Verdrängen mithilfe von übermäßiger Arbeit und Alkoholkonsum waren weit verbreitete Strategien, den Schmerz des Traumas zu vermeiden.

Diese Generationen mussten trotz schwerster Traumata weiter funktionieren, das Land wieder aufbauen und schlichtweg überleben. Lebensmittel waren extrem knapp, der Winter 1946/1947 war gnadenlos kalt und die meisten Menschen hatten kein intaktes Zuhause mehr, geschweige denn die Mittel, dieses Zuhause aufzuwärmen. Viele Menschen wurden vertrieben, waren auf der Flucht und hatten keinerlei Schutz vor Witterung oder rachsüchtigen Soldaten. Dieser Winter wurde auch »der Hungerwinter« oder »der weiße Tod« genannt und gilt als kältester Winter des 20. Jahrhunderts in Deutschland. Viele Hunderttausend Menschen fielen diesem Winter und der Hungersnot nach dem Krieg zum Opfer.

Die Menschen dieser Generationen hatten also kaum eine andere Wahl, als ihre Traumata zu verdrängen und ihre eigenen Emotionen innerlich abzuspalten, da sie jede Lebensenergie für das reine Überleben aufbringen mussten. Der Krieg war vorbei, aber die ständige Lebensgefahr noch lange nicht. Die große Hungersnot nach dem Krieg hat tiefe Spuren in den Nachfolgegenerationen hinterlassen, wie auch immer wieder in meinen Gesprächen mit Betroffenen deutlich wurde. Essen scheint bis heute in vielen deutschen Familien ein sensibles Thema zu sein – und vielleicht liegt hier eine der Wurzeln dafür.

Auch in meiner persönlichen Geschichte spielte Essen immer wieder eine wichtige Rolle. Nicht aufzuessen, war in meiner Familie eine Unverschämtheit, die bestraft wurde. Zu langsam essen war falsch (»Hör auf, herumzustochern«), zu schnell essen war falsch (»Hör auf, so zu schlingen«), jedes kleinste Geräusch von Schmatzen war ein Grund, wütend zu werden. Wenn ich nicht aufgegessen habe, musste ich stundenlang am Tisch sitzen bleiben oder bekam dann den restlichen Tag nichts mehr zu essen. Essen entwickelte sich zu einer Stresssituation für mich, in der ich ständig angespannt war. Bei mir trug das dazu bei, dass ich ein sehr ungesundes Verhältnis zu Essen entwickelte und bereits im Alter von 14 Jahren eine Essstörung diagnostiziert bekam. Bis heute fällt es mir manchmal sehr schwer, zu essen.

Wie wurde das Thema Essen in deiner Familie behandelt? Wurdest du, wie viele andere auch, mit Nahrungsentzug bestraft oder wurdest du zum Aufessen gezwungen? Auch das ist in vielen Fällen ein Echo der Nachkriegszeit, das bis in heutige Generationen nachhallt.

»Die Suche nach Essen und Wärme war unser ganzes Leben; ›fringsen‹[2] nannten wir das. Wir gingen betteln, stehlen oder versuchten, auf dem Schwarzmarkt unser Hab und Gut zu tauschen. Wir klauten auch, wo wir konnten, jeder wurde da zum Dieb, für Moral war man zu müde, zu apathisch und zu hungrig. Bei Schulspeisungen waren oft Maden in den Suppen, die haben wir mit Freude mitgegessen.«

»Wir Kinder mussten bei Oma u. a. schimmliges Brot und gammeliges Obst essen, da gab es keine Widerrede, weil sie im Krieg ja nichts hatten und meine Oma sogar Fleisch von den gestorbenen Pferden gegessen habe.«

»Wir wurden für alles Mögliche bestraft, vor allem wenn wir beim Essen nicht stillsaßen oder nicht aufgegessen haben. Manchmal wurde ich an den Stuhl gefesselt, bis ich den Teller leer aß. Mein Opa wurde sehr wütend, wenn wir nicht aufessen wollten, und sagte dann immer: ›Wir hatten früher nur Kartoffelschalen und Zuckerbrot.‹«

»Zum Alltag in meiner Kindheit gehörten der Zwang zum Aufessen und langes Sitzenbleiben am Tisch, bis der Teller leer war. Auch Entzug von Essen war eine Bestrafung mit Tradition. Meine Uroma sperrte ihrer Schwiegertochter oft das Essen weg, auch als sie schwanger war. Eingeheiratete hatten sowieso nichts zu sagen und durften nur Blutwurst essen.«

Diese Erfahrungen der Nachkriegszeit mit ihren langfristigen Folgen können wir uns vor Augen führen, wenn wir uns die Zeit nehmen, den noch lebenden Zeitzeugen und den nachfolgenden Generationen zuzuhören. Vielleicht hast du in deiner Familie noch Menschen, die sich an die unmittelbare Nachkriegszeit oder vielleicht sogar an die Kriegsjahre erinnern können? Oder kennst du solche Schilderungen bereits aus deiner Kindheit und Jugend?

Meine Urgroßeltern, bei denen ich als Kind sehr viel Zeit verbrachte, hatten immer eine Vorratskammer mit viel eingelegtem, konserviertem

Essen und wollten niemals etwas wegwerfen, auch wenn Lebensmittel schon nicht mehr gut waren. Es wurde auch gar nicht gern gesehen, wenn jemand nicht aufessen wollte. Essen war außerdem ihre einzige Art, Liebe auszudrücken. Sie vermochten es nicht, über Gefühle zu sprechen oder einfühlsam zu sein, aber sie wollten jeden in der Familie ständig satt und mit Essen versorgt sehen. Meine Uroma liebte es, für alle zu kochen. Wenn sie mir als Kind Schokolade gab und ich mich darüber freute, konnte ich auch in ihren Augen das kleine Mädchen sehen, das sich unglaublich mitfreute und strahlte. Diese pure kindliche Freude in ihrem Gesicht und die Liebe, die sie mir mit Essen zeigte, vergesse ich nie.

Je älter ich wurde, desto mehr Verständnis konnte ich für die Generationen vor mir entwickeln. Natürlich werde ich wohl nie wirklich nachempfinden können, wie ein Leben unter den Umständen des Krieges und der Nachkriegszeit gewesen sein muss. Ich weiß nicht, wie es ist, ständig dem Tod durch Erfrieren oder Verhungern nah zu sein, jeden Tag ums Überleben kämpfen zu müssen, ständig mit Tod und Verlust konfrontiert zu sein und gleichzeitig mit all den schrecklichen Erinnerungen aus dem Krieg leben zu müssen. Es erscheint mir vor diesem Hintergrund aber jedenfalls sehr sinnvoll, schlimme Erinnerungen und die damit verbundenen Emotionen abzuspalten und zu verdrängen, um all die restliche Lebensenergie zum Überleben aufwenden zu können. Ich kann heute nachvollziehen, wieso meine Uroma emotional so abgehärtet und manchmal so unsensibel war. Sie konnte einfach nicht anders, eine ganze Generation konnte nicht anders. Diese Generation fragte wenig und beschwerte sich nicht, sie blickte nicht zurück, sie wollte vergessen, stürzte sich in Arbeit und kämpfte im kalten Nachkriegsdeutschland ums reine Überleben. Die Philosophin Hannah Arendt beschrieb das Nachkriegsdeutschland sehr treffend als ein »sediertes, traumatisiertes Land«. Die Menschen zeigten eine Art von emotionaler Betäubung und eine obsessive Beschäftigung mit der Arbeit, um ihre Gefühle zu unterdrücken. Die Tragweite dieser kollektiven Verdrängung und Tabuisierung reichte so weit, dass viele Kriegskinder ihre verdrängten Erfahrungen nie oder erst im Ruhestand verarbeiteten.[3]

»Wir hatten gar keine Zeit zum Trauern. Wir mussten zusehen, nicht zu verhungern oder zu erfrieren, dass wir irgendwas zu essen besorgten, auch Kohle oder Holz. Das war jeden Tag unser Ziel: nicht verhungern und nicht erfrieren, überleben. Wir hatten ja auch kein Zuhause mehr, wie die meisten in den Städten, alles war zerbombt, der Winter war bitterkalt. Jeder Tag war ein Kampf ums Überleben, wann sollten wir da trauern? Alle hatten doch gleich gelitten, es war normal, allen ging es schlecht, und keiner konnte es sich leisten, sich zu beklagen oder zu jammern. Man musste sich zusammennehmen, das war nun mal so, es war schlimm, aber es ging doch allen so.«

Die Bewältigung von transgenerationalem Trauma hängt eng damit zusammen, wie eine Gesellschaft ihre Geschichte erinnert und verarbeitet. In Deutschland wurde dieses kollektive Trauma gesellschaftlich kaum besprochen oder aufgearbeitet, was dazu führte, dass ganze Generationen unter den Traumafolgen litten und diese an ihre Nachkommen weitergaben. Ein offener Dialog über Kriegstrauma und seine Folgen für betroffene sowie nachfolgende Generationen ist notwendig, um diese Narrative zu verändern. Zudem ist ein detailliertes Verständnis der familiären Vergangenheit ein wichtiger Schlüssel zur Milderung von Traumafolgen und trägt zur psychischen Gesundheit der Nachkommen bei. Daher ist ein offener Austausch über Kriegserlebnisse in Familien von großer Bedeutung.[4] Gleichzeitig dürfen wir uns in Verständnis und Mitgefühl für die Entwicklung der betroffenen Generationen üben, die nicht aus böser Absicht kalt und emotional unverfügbar (das heißt verschlossen, unzugänglich, empathielos) wurden, sondern einfach gar keine andere Wahl hatten. Wenn du diese emotionale Kälte aus deiner Familie kennst, spürst du jetzt womöglich einen Widerstand in dir, weil du dich in deinen Gefühlen zurückgewiesen fühlst. Das ist natürlich nicht das, was diese Erklärungen auslösen sollen, denn dein Schmerz ist trotzdem valide und verständlich.

Diese Erklärungen sind keine Entschuldigung für vernachlässigendes und verletzendes Verhalten, sie sollen dir lediglich dabei helfen, zu verstehen und zu akzeptieren, dass die emotionale Unverfügbarkeit deiner Familie nichts mit deinem Wert zu tun hat. Verständnis ist wie eine Brücke zwischen zwei Menschen, die die Schlucht des Schmerzes überwinden kann.

MASSENVERGEWALTIGUNGEN UND IHRE NACHWIRKUNGEN

Die Massenvergewaltigungen in Deutschland am Ende des Zweiten Weltkrieges durch alliierte Truppen, durch sowjetische, amerikanische, britische und französische Soldaten, sind in ihrer Bedeutung für die deutsche Gesellschaft kaum zu überschätzen. Miriam Gebhardt geht davon aus, dass etwa 900 000 Frauen von alliierten Soldaten vergewaltigt wurden; die Zahl kann allerdings auch viel höher sein. Die Motivation hinter den Vergewaltigungen entstand durch ein Zusammenspiel von Rachegefühlen, Wut, damaligen Geschlechterordnungen und Gruppendynamiken.[5]

Die Entwürdigung, die so vielen Frauen und Mädchen widerfahren ist, kann wohl gar nicht angemessen in Worten beschrieben werden.

»Über Krieg wurde nicht viel gesprochen. Was ich mitbekommen habe, ist, dass sie [die Urgroßeltern] kurz vorm Verhungern waren und dass sie Todesangst hatten, vor allem die Frauen, weil sie zum Kriegsende von den Besatzern wie Freiwild behandelt wurden.«

»Mädchen und Frauen haben sich versteckt, manche haben sich als Junge verkleidet und gehofft, nicht erwischt zu werden. Sie [die Soldaten] gingen von Tür zu Tür und zogen die Frauen wie Vieh an den Haaren auf die Straßen. Ich habe immer nur gebetet, dass sie mich noch zu jung fanden. Aber auch Kinder wurden nicht immer verschont. Ich sah aus wie ein Junge und hatte Glück. Meine Schwester war schon 17 und sie konnte sich nicht verstecken. Unsere Mutter wurde nach einer Vergewaltigung schwanger

und starb bei dem Versuch abzutreiben. So wurden wir zu Waisen. Wir sprachen nie darüber, man konnte ja nicht klagen, so war das eben, das waren die Kriegsverletzungen der Frauen.«

Diese Erfahrungen müssen als Ursache sowohl individueller als auch kollektiver Traumata betrachtet werden, die die Auffassungen von Gewalt und Sexualität und den Umgang mit Opfern von Sexualverbrechen nachhaltig geprägt haben. Die psychosozialen Beeinträchtigungen, die sich in der Folge entwickelten, betrafen nicht ausschließlich die Frauen und Kinder, die den Soldaten zum Opfer fielen, sondern auch nachfolgende Generationen. Die Kinder, die aus den Vergewaltigungen hervorgingen, konnten oft nicht von ihren Müttern angenommen werden und wurden weggegeben. Die Mütter hatten zu der Zeit natürlich auch keinerlei Unterstützung, waren ganz auf sich allein gestellt und verständlicherweise maßlos überfordert. Die Vergewaltigungen hatten zudem noch häufig Diskriminierungen zur Folge, was das Trauma der betroffenen Frauen und der daraus entstandenen Kinder zusätzlich verstärkte.

Die durch Vergewaltigung entstandenen Kinder waren oft mit einer marginalisierten Identität und der Stigmatisierung ihrer Abstammung konfrontiert. Die betroffenen Familien wurden teilweise aus Gemeinschaften und dem Umfeld ausgeschlossen und geächtet. Es mag schwer begreiflich erscheinen, wieso die Frauen, die vergewaltigt wurden, zu den Verstoßenen wurden. Diese Stigmatisierung und Täter-Opfer-Umkehr ist in manchen Teilen der Gesellschaft allerdings bis heute zu sehen und zeigt sich im Umgang mit Frauen, die öffentlich ihre Erlebnisse sexueller Gewalt schildern.[6] Dass die Scham »die Seite wechseln muss«, ist eine Forderung, die sich auch 2024 noch als aktuell erwies: im Prozess gegen die Vergewaltiger von Gisèle Pelicot.

Die gesellschaftliche Weigerung, Kriegsvergewaltigungen als Teil der eigenen Geschichte anzuerkennen, verstärkte die Traumafolgen betroffener Frauen und ihrer Nachkommen erheblich.[7] Für die Heilung transgenerationaler Traumata sind das Bewusstsein dafür und die Auseinandersetzung mit unverarbeiteten Erfahrungen essenziell. Die Massenvergewaltigungen der Nachkriegszeit sind Teil des kollektiven Traumas, das nie aufgearbeitet und nie integriert wurde.

VERTREIBUNGEN UND GENOZIDE

Die traumatischen Erlebnisse im Verlauf von Flucht und Vertreibung hinterließen in den Seelen der Betroffenen und ihrer Nachkommen ebenso tiefe Spuren wie all die anderen Leiden des Krieges und der Nachkriegszeit.

Hast du dich mit diesem Thema schon mal beschäftigt? Falls nicht, hier ein paar Fakten: Am Ende des Krieges hatten die Menschen in den bis dato ostdeutschen Gebieten große Angst vor der Vergeltung der Roten Armee, was zur Massenflucht der Deutschen aus dem Osten führte. Einerseits flohen die Menschen, andererseits wurden sie auch aktiv vertrieben. Nach dem Krieg begann die systematische Vertreibung der Menschen aus den ehemaligen deutschen Ostgebieten, in denen vor dem Krieg ungefähr die Hälfte der deutschen Bevölkerung lebte. Die Ostprovinzen wurden neu verteilt und neu besiedelt. Schätzungsweise 12 bis 18 Millionen Deutsche waren nun von Flucht und Vertreibung aus den ehemaligen Ostgebieten betroffen. Millionen Flüchtende starben dabei an Kälte, Hunger oder Erschöpfung. Und nicht nur Hunger und Kälte waren ständige Gefahren für die Flüchtenden, auch Tiefflieger, die auf die Flüchtlingstrecks zielten, waren eine Gefahr. Viele gerieten auch zwischen die Kampfhandlungen oder wurden von sowjetischen Truppen aus Rachegelüsten misshandelt, vergewaltigt oder ermordet.[8]

Familien, die von Flucht und Vertreibung betroffen waren, kämpften nicht nur ums Überleben, sondern standen nach der Flucht auch vor der Herausforderung, mit dem Verlust umzugehen und gleichzeitig in neuen Gemeinschaften einen Platz zu finden. Die Bewältigung solcher Herausforderungen verlangt oft nach Strategien, die von äußerer Unterstützung abhängen und auch innere Resilienz erfordern. Die Fähigkeit, trotz unvorstellbar widrigster Umstände eine neue Identität zu formen und sich sozial neu zu integrieren, verdeutlicht das menschliche Potenzial für Anpassung und Regeneration. Selbst nach schwersten Traumatisierungen und dem Verlust von allem, was ihm vertraut war, seelisch und körperlich verwundet, vermag der Mensch neu anzufangen und dem Leben eine neue Chance zu geben. – Man stelle sich vor, wie viel Heilung wir kollektiv erreichen könnten, würden wir dieses menschliche Potenzial zusätzlich durch die Aufarbeitung traumatischer Erfahrungen und die aktive Behandlung von Traumafolgen fördern.

Die vielen schlimmen Erfahrungen im Krieg und in der Nachkriegszeit, die wir hier bereits angesprochen haben, ließen sich noch um unzählige weitere ergänzen. Eine ist jedoch von besonderer Grausamkeit und Wichtigkeit und soll hier ebenfalls nicht unerwähnt bleiben: Die transgenerationalen Auswirkungen von Genoziden der NS-Zeit, wie dem an den europäischen Juden und anderen Minderheiten, wurden umfangreich untersucht und spielen eine große Rolle im Zusammenhang von transgenerationaler Traumaweitergabe. Die NS-Euthanasie war ein Programm der systematischen Tötung von Menschen mit psychischen oder physischen Behinderungen. 1939 ordnete Hitler die Ausrottung »lebensunwerten Lebens« an, um die Idee der »Rassenhygiene« voranzutreiben, die zum Ziel hatte, das deutsche Volk zu »reinigen« und die Erbgesundheit zu schützen. Als »lebensunwert« galten behinderte und psychisch kranke Menschen, die durch Medikamente, grausame medizinische Experimente oder Nahrungsentzug ermordet wurden. Im Fokus standen Heimkinder, psychisch erkrankte oder behinderte Kinder und Anstaltsinsassen, die als »Ballastexistenzen« galten. In Heil- und Pflegeanstalten errichtete man spezielle Kinderfachabteilungen, die keineswegs der Genesung dienten, sondern für medizinische Versuche an betroffenen Kindern genutzt wurden.[9]

Die psychiatrische Praxis während der NS-Zeit im Allgemeinen und die Tatsache, dass Einrichtungen dieses Fachbereichs an den Verbrechen gegen die Menschlichkeit maßgeblich beteiligt waren, werfen ein dunkles Licht auf das Erbe der Psychiatrie. Die daraus resultierenden Belastungen sind bis heute innerhalb betroffener Familien spürbar und haben sicherlich einen erheblichen Teil dazu beigetragen, dass es noch immer eine teils starke Abwertung und Ablehnung des gesamten medizinischen Bereichs der Psychologie und klinischen Psychiatrie gibt.

Diese Abneigung ist oft ganz subtil spürbar, wenn psychische Erkrankungen, Trauma oder Psychotherapie thematisiert werden. Teilweise wird die Ablehnung aber auch begleitet durch Verspottung und offene Abwertung, weil es »früher so einen Quatsch ja auch nicht gab und die Jugend von heute einfach zu verweichlicht ist, denen geht es zu gut«. Kennst du das vielleicht sogar aus deiner Familie oder generell aus Gesprächen mit älteren Generationen über diese Themen? Vermutlich gehörst du zu jenen, die sich mit ihrer Psyche, ihrem Trauma und seinen Folgen auseinandersetzen, sonst würdest du wahrscheinlich nicht dieses Buch lesen. Deine Auseinandersetzung damit ist von hoher Bedeutung für deine Familiengeschichte und trägt dazu bei, den Kreislauf zu durchbrechen. Im Umgang mit diesen Themen wird oft eine Kluft zwischen den Generationen sichtbar, die gefüllt ist mit vielen Ängsten, Scham und Vorurteilen.

Die Anerkennung der Verbrechen der Vergangenheit und das mitfühlende Gedenken sind unverzichtbare Faktoren, die den nötigen Rahmen bieten, innerhalb dessen die Nachkommen ihre Familiengeschichte verstehen und verarbeiten können.

Die Identitätsbildung in den Nachfolgegenerationen von Menschen, die von Genoziden betroffen waren, ist ein langer und schwieriger Prozess, der von der Komplexität der vielen Traumata ihrer Vorfahren geprägt ist. Die Integration solch schwerer familiärer Lasten in die eigene Lebensgeschichte stellt eine große Herausforderung dar, die Betroffene bis heute zu meistern versuchen.

Betrachtet man all die traumatischen Einflüsse auf diese Generationen, wird deutlich, dass die Bewältigung dieser Ereignisse und ihrer Folgen ein mehrdimensionaler Prozess ist, der über die individuelle Ebene hinausgeht und tiefe gesellschaftliche Implikationen hat.

Die Auseinandersetzung mit Traumata der NS-Zeit und deren Auswirkungen auf nachfolgende Generationen zeigt, dass diese nach wie vor oft eine unsichtbare Präsenz in den Familiengeschichten zu haben scheinen und sowohl die stumme Weitergabe als auch das unausgesprochene Leiden eine unbewusste Verstrickung in familiären Beziehungen hervorbrachte. Viele familiäre Beziehungen spiegeln bis heute all die Aspekte wider, die sich aus den kollektiven Traumatisierungen ergaben: der Umgang mit Emotionen, mit emotionalem Schmerz, das Schweigen und Verdrängen, die Besessenheit von Arbeit und Leistung, die unbewusste emotionale Betäubung durch Arbeit, aber auch durch Alkohol, die emotionale Kälte, Abstumpfung und Unverfügbarkeit, die unbewussten Ängste vor der Nichterfüllung der Grundbedürfnisse und die Unfähigkeit, empathisch mit den eigenen Gefühlen und denen anderer umzugehen, die ablehnende Haltung gegenüber der Beschäftigung mit psychischen und emotionalen Themen.

2. KAPITEL

WANDEL DER KINDER-ERZIEHUNG: DER LANGE WEG VON GEWALT ZUR FÜRSORGE

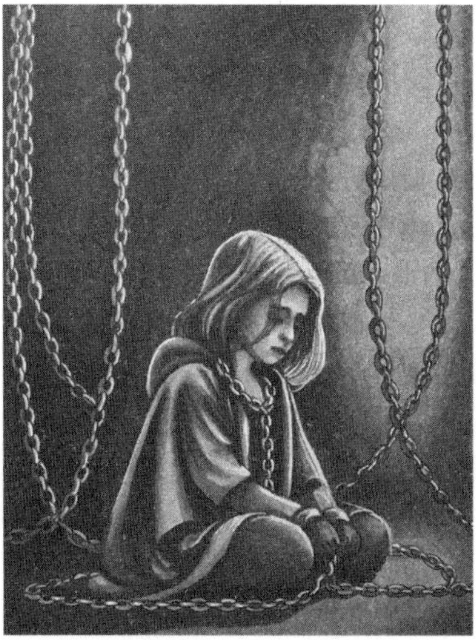

»Unter der Last der vielen Ketten aus Erwartung und Erniedrigung bleibe ich gefangen im Verlies meiner Kindheit. Meine Kraft und mein Widerstand weichen der Resignation. Das Mondlicht erhellt mein Gefängnis und flüstert mir verheißungsvoll zu. Eines Tages werde ich einen Weg finden, die Ketten zu lösen und mein Verlies zu verlassen.«

Dass sich die Konzeption von Kindererziehung im Laufe der Zeit wesentlich verändert, zeigt uns schon ein Blick auf die Kinderjahre der eigenen Eltern, Großeltern und Urgroßeltern. Betrachtet man den langen Weg, der von den harten Regimen der Vergangenheit bis hin zu modernen, kindzentrierten, bedürfnis- und bindungsorientierten Erziehungsansätzen zurückgelegt wurde, offenbart sich eine Entwicklung, die tief in den historischen Ereignissen und Strömungen verwurzelt ist. Außerdem wird auch klar, dass der Ansatz der gewaltfreien Erziehung historisch betrachtet noch sehr neu ist. Wir befinden uns gesellschaftlich also erst in den frühen Anfängen vom Konzept gewaltfreier Erziehung.

Die körperliche Züchtigung hat in der Geschichte der Kindererziehung eine sehr zentrale Rolle gespielt. Die angewandten Schlaginstrumente änderten sich im Laufe der Geschichte immer wieder, ihr Zweck hingegen blieb weitgehend derselbe: Kinder sollten den Erwachsenen unterworfen, gefügig gemacht und vor allem ruhiggestellt werden. In ganz Europa war die körperliche Züchtigung von Kindern sehr verbreitet und nahm zu verschiedenen Zeiten erschreckende Ausmaße an.[10]

Es gab zu allen Zeiten sonderbare Praktiken der gewaltvollen Disziplinierung, mit deren Aufzählung ich wahrscheinlich ein ganzes Buch füllen könnte. Im Altertum gab es neben Knebeln, Hand- und Fußfesseln und Schlägen mit allen möglichen Instrumenten auch entsetzliche Geißelungswettkämpfe, bei denen Kinder und Jugendliche oft zu Tode gepeitscht wurden. Im Mittelalter entstand eine Bestrafungsmethode, bei der Säuglingen und Kindern in die Fußsohle gestochen oder geschnitten wurde. Das Auspeitschen scheint eine Konstante zu sein, die sich durch alle Epochen zieht und bis ins 19. Jahrhundert in den meisten Teilen Europas und Amerikas nicht an Beliebtheit verlor.

Giovanni Dominici, ein italienischer Erzbischof und Theologe des 14. Jahrhunderts, empfahl, bereits kleine Babys häufig auszupeitschen, ihnen sollte beigebracht werden, die Zuchtrute zu fürchten, damit sie lernten, leise zu weinen. Auch königliche Kinder blieben nicht verschont. Das zeigt die Biografie von Ludwig XIII., der zu Beginn des 17.

Jahrhunderts zum König von Frankreich gekrönt wurde. Ab dem Alter von zwei Jahren wurde er jeden Morgen ausgepeitscht, was ihm noch als erwachsenem Mann regelmäßig Albträume bereitete. Am Tag seiner Krönung sagte der damals erst Neunjährige: »Ich würde auf so viel Huldigung und Ehre gern verzichten, wenn man mich stattdessen weniger peitschen würde.«

Das Auspeitschen war also im 18. Jahrhundert noch eine sehr verbreitete Praxis, vor allem auch in Schulen. Genutzt wurden dafür alle möglichen Arten von Peitschen, aber auch Schaufeln, Eisen- und Holzstangen oder Rohrstöcke waren oft eingesetzte Schlaginstrumente. Man kann davon ausgehen, dass jahrhundertelang eine geschlagene Generation nach der nächsten aufwuchs und die einst geschlagenen Kinder zu schlagenden Erwachsenen wurden.[11]

Kinder scheinen zu allen Zeiten vor allem ein Störfaktor, eine Last, eine unerwünschte Verpflichtung gewesen zu sein, gegenüber denen Erwachsene weitgehend feindselig eingestellt waren. Das Ziel war, das Kind möglichst wenig bemerken zu müssen. Erwachsene ließen sich im Laufe der Zeit alle möglichen Maßnahmen einfallen, um Kinder zur Ruhe zu bringen, sie zu kontrollieren und nicht von ihnen gestört zu werden. Die Verabreichung von Opium und Alkohol, das Abgeben an Säugammen, das sogenannte »Einschnüren«, um dem Kind jegliche Bewegungsfreiheit zu nehmen und es wie eine Puppe irgendwo ablegen zu können, die Aussetzung oder der Verkauf von Kindern und auch der Kindesmord waren von der Antike über das Mittelalter bis in die Neuzeit verbreitete Praxis in ganz Europa.

Auch wenn sich die Methoden geändert haben, ist das Ziel der Ruhigstellung des Kindes sicherlich auch heute oft noch zentral in Eltern-Kind-Beziehungen. Vielleicht erkennst du dieses Muster auch in deiner Familie oder hast es in anderen Familien beobachtet. Warst du vielleicht oft zu laut, zu unruhig, zu aufgedreht, zu zappelig oder sonst irgendwie zu viel? Hast du dich selbst in deiner Familie als eine Art Störfaktor wahrgenommen? Hattest du manchmal das Gefühl, eine Belastung zu sein, die es am besten gar nicht geben sollte?

AUSSETZUNG UND KINDESMORD

Jahrtausendelang wurden Kinder weggegeben, ausgesetzt, verkauft oder ermordet. Vor allem im Altertum war die Ermordung von Kindern eine verbreitete Praxis. Kinder (und Sklaven) wurden mit Tieren gleichgesetzt, und es galt als ganz normal, sich gegebenenfalls der eigenen Brut zu entledigen. Es gibt von bekannten Autoren, Philosophen und Gelehrten der Antike viele verstörende Hinweise darauf, wie sehr Kindesmord zur Normalität gehörte. Der große Philosoph Platon war beispielsweise ein Befürworter der Aussetzung oder Tötung »missgestalteter« Kinder. Auch Aristoteles sagte einmal: »Was die Aufnahme oder die Aussetzung der Kinder zum Sterben anlangt, so soll es Gesetz sein, dass nichts Verstümmeltes aufgezogen wird.«

Kinder wurden in Flüsse, Misthaufen und Jauchegräben geworfen, in Gefäße gepfercht, um sie darin verhungern zu lassen, oder im Freien ausgesetzt und als Beute für wilde Tiere zurückgelassen. Aristippus, ein Schüler des Sokrates, rechtfertigte Kindesmord mit den Worten: »werfen wir nicht auch unsere Spucke, unsere Läuse und dergleichen unnütze Dinge von uns, obgleich sie von uns selbst erzeugt worden sind«.[12]

Erst in der Spätantike ab dem 4. Jahrhundert nach Christus wurde Kindesmord gesetzlich als Mord gewertet und unter Strafe gestellt, was sich jedoch noch nicht mit der allgemeinen gesellschaftlichen Meinung deckte. Der Blick auf Kinder veränderte sich jedoch allmählich mit der zunehmenden Hinwendung zum Christentum; ein Kind wurde mehr und mehr als vollwertiges menschliches Wesen betrachtet, was auch dem Bild vom Christuskind zu verdanken ist. Im Mittelalter war Kindesmord immer noch sehr verbreitet, wenn auch meist aus religiösen Gründen oder weil es keine Mittel gab, das Kind zu ernähren.[13]

Im 17. und 18. Jahrhundert spielten religiöse und gesellschaftliche Normen und Sitten eine große Rolle. Es wurden vor allem außerehelich geborene Kinder von ihren Müttern getötet, aus Angst vor der Bestrafung durch den Pranger oder öffentliche Züchtigung. Zu allen Zeiten und bis in die Neuzeit gab es Aussetzungen und Kindstötungen aber vor allem auch, weil das Kind nicht ernährt werden konnte. Kriege, Missernten und daraus entstehende Hungersnöte gab es immer wieder, und die pure Verzweiflung brachte Eltern dazu, ihrem Kind das Leben zu nehmen.[14]

KRIEGSWAISEN UND KINDSTÖTUNG IM 20. JAHRHUNDERT

Nach dem Zweiten Weltkrieg gab es in Deutschland unzählige Kinder, die ohne Eltern überleben mussten, weil sie durch verschiedenste Kriegseinwirkungen elternlos geworden waren. Zum Kriegsende entstanden daher viele Kinderheime. Mecklenburg-Vorpommern war ein wichtiges Durchgangsland für die Flüchtlinge aus den Ostgebieten, weshalb hier viele geflüchtete Kriegswaisen ankamen, schätzungsweise Tausende am Tag. Die Kinderheime waren maßlos überfüllt und die Zustände müssen schrecklich gewesen sein. Aus Berichten von Zeitzeugen geht hervor, dass die hygienischen Zustände katastrophal gewesen sein müssen, weshalb viele Kinder an Krankheiten starben.[15]

Neben all den traumatischen Einflüssen von Krieg, Obdachlosigkeit, Hungersnot, Vergewaltigung, Flucht, Vertreibung und der ständigen Präsenz des Todes ist der Verlust der Eltern eine weitere Dimension des schweren Kindheitstraumas. Auch aus meinen Gesprächen mit Betroffenen zeichnete sich mir ein leidvolles Bild der Verzweiflung.

»Es gab viele Kriegswaisen, ja. Familien wurden auch ständig getrennt, man hat sich halt schnell verloren. Manchmal haben Frauen ihre Neugeborenen erstickt oder ins Eiswasser in den Fluss geworfen, weil sie nichts zu essen hatten und die Kleinen nicht schützen konnten.«

»Meine Oma hat oft Horrorgeschichten erzählt, zum Beispiel wie andere Leute im Ort ihre Kinder umgebracht haben, weil sie mussten. Manche haben ihren Kindern Kellerasseln in die Nase geschoben, sodass das Gehirn aufgefressen wurde.«

»Meine Uroma hat den Krieg erlebt, darüber wurde aber nicht viel gesprochen. Was ich mitbekommen habe, ist, dass sie früh ohne Eltern im Heim war, viele Kinder in den Kinderheimen an Krätze oder anderen Krankheiten gestorben sind und sie kurz vorm Verhungern waren. Auf der Flucht an der Küste haben sie oft gesehen, wie Frauen mit ihren Kindern in die Ostsee liefen.«

Wenn ich solche Geschichten höre, fühlt es sich an, als würde ich fiktiven Horrorgeschichten lauschen, weil es so unbegreiflich grausam ist. Wenn ich dann bedenke, dass viele unserer nahen Vorfahren, Großeltern, Urgroßeltern et cetera, diese Zeit wirklich erlebt haben, überkommt mich ein Mitgefühl und Verständnis, das ich kaum zu beschreiben vermag. Ich muss zugeben, dass ich vor allem in jüngeren Jahren den älteren Generationen und ihrer emotionalen Unverfügbarkeit gegenüber sehr urteilend und verständnislos war. Ich konnte nicht verstehen, was so schwer daran sein sollte, sich zu verändern, immerhin dachte ich zu wissen, wie das geht. Aus heutiger Sicht schäme ich mich für mein 20-jähriges Ich, das so dachte. Wie ignorant diese urteilende Haltung doch war. Wie arrogant es war, zu glauben, ich hätte an ihrer Stelle ja alles ganz anders, also besser gemacht. Damals hatte ich nicht den Funken einer Ahnung davon, was diese Menschen alles durchmachen mussten, und trotzdem meinte ich, es besser zu wissen. Vielleicht sollten wir nicht so schnell über die Entscheidungen und Bewältigungsstrategien anderer urteilen, in deren Situation wir nicht mal ansatzweise gewesen sind, deren Leid wir uns einfach nicht vorstellen können.

Es erscheint mir heute jedenfalls vollkommen logisch und nachvollziehbar, dass diese Generationen ihre Gefühle abspalten und eine innere Härte entwickeln mussten. Niemand half diesen Menschen, ihre schweren Traumata aufzuarbeiten, und so verbrachten viele ihr ganzes Leben unbewusst weiter im Überlebensmodus und in Abspaltung ihrer Gefühle.

Diese emotionale Unverfügbarkeit und Bindungsunfähigkeit wurden außerdem enorm durch den damals prägenden Erziehungsstil der sogenannten schwarzen Pädagogik (dazu später mehr) verstärkt. Schwere Kriegs- und Nachkriegstraumata und die daraus entstandenen unbehandelten Traumafolgen trafen also auf eine gewaltgeprägte, unterdrückende Kindererziehung. Körperliche, sexuelle und psychische Gewalt während der Kindheit lösen in der Regel ein Entwicklungstrauma (das heißt ein Trauma, das im Gegensatz zu einem Schocktrauma nicht auf einem einzelnen Ereignis beruht, sondern sich über längere Zeit entwickelt), meist kombiniert mit einem Bindungstrauma, aus und haben schwerwiegende Folgen für die Entwicklung des Kindes, und zwar für sein ganzes Leben. Die konkreten möglichen Langzeitfolgen werden an späterer Stelle noch im Detail beleuchtet. Vorher werfen wir einen Blick auf die einzelnen Formen der Gewalt, der Kinder im Laufe der Menschheitsgeschichte immer wieder ausgesetzt waren.

Wenn du in deiner Familie auch viel Gewalt erfahren musstest, so gibt es nichts, was dies rechtfertigt oder entschuldigt. Es war falsch und du hättest eine Kindheit in Sicherheit verdient gehabt, so wie jedes Kind. Auf der Basis dieser grundlegenden Feststellung dürfen wir trotzdem Verständnis und Mitgefühl für unsere Eltern, Großeltern, Urgroßeltern und die gesamte Familie wachsen lassen. Dieses Verständnis dient vor allem deiner eigenen Heilung, weil es den inneren Kampf und die ewige Suche nach Antworten zumindest in Teilen beenden kann. Eine lang anhaltende Qual für Trauma-Betroffene sind oft unbeantwortete Fragen wie »Womit habe ich das alles verdient, warum ist mir das passiert?« und das damit einhergehende Gefühl von Scham und Schuld. Vielleicht gelangst du zu der Erkenntnis, dass das, was dir passierte, nicht mit dir als Person und deinem Wert zusammenhing und du diese Qualen auch nie verdient hattest. Die Antwort auf die Frage nach dem Warum ist ein facettenreicher, über viele Generationen entstandener Schatten aus Schmerz, schrecklichem Leid und nie aufgearbeiteten Traumata, der sich bis in die Gegenwart erstreckt. Es war nie deine Schuld. Und vielleicht sollten wir auch weniger die Schuldfrage in Blick nehmen als vielmehr die sehr komplexen Ursachen und Zusammenhänge.

TABUTHEMA SEXUELLER KINDESMISSBRAUCH

Sexueller Kindesmissbrauch ist eine häufige Form der Gewalt gegen Kinder und zugleich als Thema oft noch tabuisiert, wenn es um konkrete Fälle geht. Sexueller Kindesmissbrauch hat wie alle Formen der Kindesmisshandlung eine lange Historie.

Vor allem in der Antike war sexueller Missbrauch von Kindern sehr verbreitet und auch gesellschaftlich akzeptiert. Mädchen verbrachten ihre Kindheit meist damit, auf die Hochzeit vorbereitet zu werden, wurden meist schon sehr jung verheiratet und mussten dann die »ehelichen Pflichten« erfüllen, oft bereits im Alter von zwölf Jahren. Man kann davon ausgehen, dass in jener Zeit Kinder beider Geschlechter von sexuellem Missbrauch betroffen waren, aber der Beischlaf mit Jungen war zu der Zeit anscheinend besonders beliebt.[16] Es gab sogenannte Knabenbordelle und in Athen konnten erwachsene Männer sogar Jungen mieten. Mancherorts hielten sich Männer auch Sklavenjungen zum sexuellen »Gebrauch«. In der Literatur und Kunst der Antike finden sich viele sexualisierte Darstellungen von Kindern.

Mit dem Christentum kam eine neue Vorstellung von Kindern hinsichtlich ihrer Sexualität auf, nämlich die Idee der kindlichen Unschuld. Demnach haben Kinder noch keine sexuellen Gelüste und verstehen nichts von dieser Art Begierden.[17] Auch wenn sich der Blick auf sexuelle Handlungen mit Kindern in der Geschichte zunehmend veränderte, gab es Kindesmissbrauch in jeder Epoche. Unabhängig von Religion oder Gesellschaftsschicht findet diese Form der Gewalt gegen Kinder bis heute statt.

Kindesmissbrauch ist also ein Problem, das sich durch die gesamte Menschheitsgeschichte zieht, jedoch erst vor ungefähr fünf Jahrzehnten in den Fokus der öffentlichen Diskussion gerückt ist und auch in der Forschung und Wissenschaft zunehmende Aufmerksamkeit erhält. Sexuelle Gewalt gegen Kinder war lange und ist teilweise immer noch ein großes Tabu in unserer Gesellschaft, wurde lange Zeit zu wenig beachtet und trifft auch heute noch oft auf taube Ohren. Diese Tabuisierung erschwert nicht nur die Aufarbeitung, sondern auch Aufklärungs- und Präventionsarbeit.[18]

Diese Tabuisierung und Verleugnung kann nur multifaktoriell und nicht abschließend erklärt werden. Eine große Rolle spielt hierbei sicherlich das kollektive Trauma der Kriegs- und Nachkriegszeit und die daraus resultierende Bewältigungsstrategie des Schweigens und Verdrängens, die sich bis heute tief in unsere Gesellschaft eingenistet hat. Einen Teil des kollektiven Traumas der Nachkriegszeit machten die Massenvergewaltigungen an deutschen Frauen aus. Die sexuelle Gewalt durch Soldaten wurde bis in die 1960er-Jahre fortgesetzt, insbesondere in US-Garnisonen, was unter anderem auch zur Demonstration neuer Machtverhältnisse beitragen sollte. Wenn wir uns nun anschauen, wie abweisend mit den Opfern dieser Massenvergewaltigungen, die nicht selten noch minderjährig waren, umgegangen wurde, wird deutlich, wie unbeschreiblich schambehaftet diese Erfahrungen für die Frauen und Mädchen gewesen sein müssen. Die Opfer wurden oft von Ärzten, Sozialarbeitern und Anwälten abweisend und abwertend behandelt, als hätten sie die erfahrene Gewalt selbst provoziert. Die westdeutschen Behörden erwiesen sich bei der Aufklärung und Verfolgung der Taten häufig als handlungsunfähig, weil die alliierten Streitkräfte die Kooperation verweigerten, was eigentlich ganz logisch ist, weil die Täter ja zu ihnen gehörten.[19]

Ein weiterer Faktor, der die Tabuisierung von sexueller Gewalt, vor allem an Kindern, begünstigt, ist die Neigung des Menschen, grausame, gesellschaftlich nicht anerkannte Realitäten nicht wahrhaben zu wollen. Die Erfahrungen der Opfer werden zu etwas Unaussprechlichem, und so wird lieber ihre Glaubwürdigkeit angezweifelt, als die Taten als Teil der Realität zu akzeptieren.[20]

Wenn du selbst Opfer sexueller Gewalt wurdest oder jemanden kennst, dem das widerfahren ist, weißt du sicher, wie allein man sich damit fühlt. Das Schamgefühl nagt ganz leise fortwährend am Herzen, das sich so sehr öffnen will und gleichzeitig so viel Angst davor hat. Auch wenn es leider sein kann, dass du auf Unverständnis triffst oder dir nicht geglaubt wird, möchte ich dich ermutigen, dich jemandem anzuvertrauen oder selbst eine sichere Person zu sein, der sich andere anvertrauen können. Es ist wichtig, aus dem Teufelskreis von Schweigen und Tabuisieren auszubrechen, damit solche Taten und die Täter nicht länger unsichtbar bleiben und die Opfer Heilung finden können. Das Schamgefühl, das du mit dir herumträgst, wurde dir übergestülpt wie ein dreckiges Gewand. In einem sicheren Raum, der von einer vertrauenswürdigen und wohlwollenden Person gehalten wird, kannst du es ablegen. Du kannst nichts für das, was dir angetan wurde, und nicht du zerstörst den Ruf des Täters, wenn du es aussprichst. Der Täter selbst hat seinem Ruf durch seine Taten geschadet. Die Schuld gehört nicht zu dir, sondern einzig zum Täter, und du darfst darüber sprechen, du musst darüber sprechen, wenn du Heilung finden willst.

Die Tabuisierung, Verdrängung und Verleugnung verhindern die Aufarbeitung und Bewältigung traumatischer Erfahrungen und erhöhen so auch das Risiko der unbewussten Wiederholung im Kontext von transgenerationalem Trauma. Es scheint einen Zusammenhang zwischen erfahrener sexueller Gewalt bei Frauen und ihrer späteren Mutterschaft zu geben, sodass das Kind einem höheren Risiko ausgesetzt ist, ebenfalls Opfer zu werden. Das Trauma der sexuellen Gewalt wirkt sich demnach auf die Mutter-Kind-Beziehungen und Erziehungsmuster aus, unter anderem, weil die Frauen sich unbewusst häufig gewaltvolle und dominante Partner suchen, die tendenziell auch eher zu Gewalt aller Art gegen Kinder neigen. Denn wie wir heute wissen, ist nicht Pädophilie der überwiegende Auslöser für sexuellen Kindesmissbrauch, sondern das Streben nach Macht, Überlegenheit und Dominanz. In einer Studie des Bundesministeriums für Familie, Senioren, Frauen und Jugend aus dem Jahr 2004 wurden 10 000 Frauen zu ihren Gewalterfahrungen befragt.[21] Die Ergebnisse zeigen, dass jene Frauen im späteren Leben mehr als doppelt so häufig auch Opfer von Gewalt durch den eigenen Partner oder Expartner wurden. Hier manifestiert sich eine weitere Facette der unbewussten Wiederholung familiärer Beziehungsstrukturen.[22]

Aus den Familiengeschichten, die ich hörte, ging ebenfalls oft hervor, dass sich partnerschaftliche Muster wiederholten, wobei die Männer oft zu Gewalt und Aggression neigten, während die Frauen unterwürfig und schweigend alles erduldeten.

»In meiner Familie wurde viel getrunken; vor allem die Männer, also mein Vater, aber auch mein Opa und Onkel hatten aus heutiger Sicht definitiv ein Alkoholproblem. Meistens ging das Trinken auch mit cholerischen Ausrastern einher. Mein Vater schlug und missbrauchte meine Mutter dann fast immer, so wie es mein Opa mit Oma machte. Die Frauen in der Familie beklagten sich aber nie, das war sowieso ein durchgehendes Verhalten, wie eine ungeschriebene Regel: Wenn etwas Schlimmes passiert, wird es weggeschwiegen.«

»Unser Vater hat seinen Frust immer an uns ausgelassen. Jeder kleinste Fehler war eine Rechtfertigung für Prügel. Meine Schwester wurde meist mit Schlägen verschont, sie musste dafür die sexuellen Übergriffe unseres besoffenen Vaters erdulden. Einmal schlug er mich im Bad so heftig und warf mich umher, bis alles voller Blut war. Das mussten wir dann danach auch noch sauber machen. Unsere Mutter tat, als wüsste sie von nichts.«

»Mein Vater schlug meine Mutter immer wieder zusammen, er vergewaltigte sie auch, selbst als sie schwanger war. Ich habe das oft miterlebt und fand es besonders schlimm zu sehen, wie meine Mutter sich bei ihm entschuldigte und nie wagte, sich aufzulehnen. Sie versuchte stattdessen ständig, ihn zu besänftigen und leise zu sein.«

Vielleicht magst du an dieser Stelle überlegen, wie sich Gewalt in deiner Familie gezeigt hat. Wer war von Gewalt betroffen? Welche Art des Umgangs damit gab es? In meiner persönlichen Geschichte habe ich dieses Phänomen auch vage erkennen können. Da ich seit vielen Jahren keinen Kontakt mehr zu meiner gesamten Familie habe, ist das Wissen über meine Familiengeschichte lückenhaft, einige wichtige Informationen habe ich jedoch, und aus denen ergibt sich ein Muster. Als ich mit meiner Uroma über ihre Vergangenheit und die ihrer Mutter sprach, wurde deutlich, dass zur damaligen Zeit auch eine gewisse Neigung zu gewaltvollen Männern bestand, was damals natürlich generell keine Seltenheit war. Die Rollenverteilung in jener Zeit war durch ein klares Machtgefälle zwischen Mann und Frau gekennzeichnet; viele Männer waren außerdem durch den Krieg schwer traumatisiert, aggressiv, autoritär und neigten zu Alkoholmissbrauch.

Details wollte mir meine Uroma leider nie erzählen, sie gab mir auch nie eine Antwort auf die Frage, ob sie oder andere Frauen der Familie sexuelle Gewalt erfahren hatten. Auf manche Fragen reagierte sie lediglich mit einem dissoziativen, leeren Blick und eisernem Schweigen. Ich drängte sie dann auch nicht weiter, weil ich nicht wollte, dass sie leidet. Über sexuellen Missbrauch und über viele andere Themen auch durfte in meiner Familie nicht gesprochen werden. Als ich es einmal versuchte, wurde mir einerseits mit Empörung, Wut, Verleugnung und Drohungen begegnet. Ich solle es bloß niemals wagen, mich je wieder blicken oder so etwas noch einmal über meine Lippen kommen zu lassen. Andererseits schlug mir absolute Gleichgültigkeit und eisige Kälte entgegen, als sei das in keiner Weise etwas, worüber man reden müsse. Diese Reaktionen überraschten und verletzten mich wenig, da ich zu dieser Zeit schon längst kein Teil der Familie mehr war.

Meine eigene Geschichte, aber auch die Biografien von anderen Betroffenen zeigen mir, dass sich auch sexuelle Gewalt häufig in den Kreislauf der Weitergabe familiären Traumas einschleicht und wahrscheinlich sehr oft nicht aufgearbeitet wird. Der Umgang mit dieser Form der Gewalt war im letzten Jahrhundert derselbe wie der mit anderen traumatischen Erfahrungen: verdrängen und nicht mehr darüber reden. Bei sexuellem Kindesmissbrauch kommt noch eine besonders schambehaftete Dimension dazu, die die Aufarbeitung erschwert.

Der Umstand, dass die meisten Fälle innerhalb des nahen sozialen Umfelds des Kindes stattfinden und eben nicht nur von pädophilen Fremden ausgehen, ist sicherlich ein weiterer Faktor, der die Tabuisierung dieses Themas verstärkt. Das ist eine Realität, die viele nicht wahrhaben wollen. Viele Menschen glauben immer noch an die Bedrohung durch einen fremden pädophilen Mann, der auf dem Spielplatz die Kinder mit Süßigkeiten in sein Auto lockt, um sich dann an ihnen zu vergehen. Fremdtäter sind allerdings in der Realität äußerst selten. Ich habe schon ziemlich viele Geschichten Betroffener gehört, und in keinem einzigen Fall, einschließlich meiner eigenen Erfahrung, waren die Täter Fremde. Dass die meisten Menschen lieber Fremde als Täter sehen wollen, ist natürlich auch verständlich, da sexueller Kindesmissbrauch als etwas sehr Schlimmes empfunden wird, was die meisten nun mal eher einer fremden Person als ihren eigenen Angehörigen zutrauen würden und wollen. Der größten Gefahr sind Kinder jedoch in ihrem nahen Umfeld und in ihrer engsten Familie ausgesetzt und diese faktische Realität muss endlich anerkannt werden. Diese Tatsache wird auch durch das zentrale Portal der Bundesregierung zum Thema sexuelle Gewalt gegen Kinder und Jugendliche belegt.[23] Nach aktuellen Erkenntnissen ist anzunehmen, dass sexuelle Gewalt am häufigsten innerhalb der Kernfamilie (circa 25 Prozent) sowie im sozialen Nahraum des Kindes (ca. 50 Prozent) ausgeübt wird, zum Beispiel im erweiterten Familien- und Bekanntenkreis oder durch Personen aus Einrichtungen, Institutionen oder Vereinen, die im engen Kontakt mit den Kindern oder Jugendlichen stehen, beispielsweise Sportvereine oder Freizeiteinrichtungen. Schätzungsweise sind 90 Prozent der Täter männlich, während die Opfer zu etwa zwei Dritteln Mädchen und zu einem Drittel Jungen sind.[24]

Zwischen Kind und Täter besteht in der Regel ein Vertrauensverhältnis in Verbindung mit einem Machtgefälle, oft auch mit einer Abhängigkeit, die vom Täter ganz gezielt zur Manipulation des Kindes ausgenutzt wird. Entgegen der weit verbreiteten Meinung ist die Mehrheit der Täter nicht pädophil. Ein Hauptmotiv für die Taten ist viel häufiger der bewusste oder unbewusste Wunsch, Macht auszuüben und durch die Tat ein Gefühl von Überlegenheit über eine Person zu erlangen. Nur bei einigen Tätern und Täterinnen kommt eine sexuelle Fixierung auf Kinder hinzu.[25]

Die Weltgesundheitsorganisation (WHO) schätzt die Dunkelziffer betroffener Kinder und Jugendlicher in Deutschland auf etwa eine Million. Daraus ergibt sich, dass wahrscheinlich in jeder Schulklasse ein bis zwei Kinder Opfer von sexuellem Missbrauch durch Erwachsene sind. Die meisten dieser Fälle werden niemals zur Anzeige gebracht und fließen damit auch nicht in die Kriminalstatistik und das sogenannte polizeiliche Hellfeld ein.

Dunkelfeldforschungen aus den vergangenen Jahren zeigen auf, dass etwa jeder siebte bis achte Erwachsene in Deutschland in seiner Kindheit oder Jugend sexuelle Gewalt erfahren hat, wobei unter den Frauen jede fünfte bis sechste betroffen ist. Die Zahlen im polizeilichen Hellfeld steigen leider seit einigen Jahren stetig an. Das kann unter anderem natürlich mit einer erhöhten Bereitschaft zur Anzeige erklärt werden. Sehr auffällig ist der Anstieg vor allem bei Missbrauchsdarstellungen von Kindern und Jugendpornografie im Internet, hier hat sich die Zahl von 2020 (21 868 Fälle) bis 2022 (48 821 Fälle) mehr als verdoppelt. Im Internet gehen die Taten auch mehrheitlich von Fremdtätern aus. Da nur ein kleiner Teil der Taten angezeigt wird, werden sehr viele Taten statistisch nicht erfasst.[26]

Es braucht einen anderen, offeneren Umgang mit dem Thema, damit eine echte Aufarbeitung und Bewältigung stattfinden kann. Viel zu häufig kommt es immer noch vor, dass die Täter in Familiensystemen geschützt und die Opfer teilweise sogar verstoßen werden. Dies ist häufig das Schicksal des sogenannten »Cycle-Breakers«, also desjenigen Nachkommen, der oder die den Kreislauf der Trauma-Weitergabe unterbricht, indem er oder sie das Schweigen bricht und das Trauma beim Namen nennt. Natürlich gibt es auch Betroffene, die in ihrer Familie ernst genommen werden und Unterstützung erfahren. Leider kommt es aber auch oft dazu, dass sich die Familie vom Opfer abwendet.

KÖRPERSTRAFE ALS ERZIEHUNGSMITTEL

Disziplin, Gehorsam und willenlose Unterwerfung waren über Jahrhunderte die primären Ziele der Kindererziehung, und um diese Ziele zu erreichen, erfanden die Menschen im Laufe der Zeit eine Reihe von Disziplinierungsmaßnahmen. Gewalt als Erziehungsmaßnahme war, wie wir mittlerweile wissen, keine Neuheit, sondern seit Jahrtausenden die Regel. Die körperliche Bestrafung in Schulen, Erziehungsanstalten und innerhalb der Familien diente dazu, die Macht der Erziehenden zu stärken und den Kindern ihre Unterordnung zu demonstrieren.

Vielleicht hast du auch in deiner Familie erlebt, dass du dich immer wieder in einem Machtkampf befunden hast, obwohl du nur eigene Gefühle und Wünsche teilen wolltest. Gefühle, Bedürfnisse und Grenzen mitteilen und Verständnis suchen gehören zu einem gesunden Bindungsverhalten dazu.

Die Prügelstrafe und körperliche Züchtigung waren lange Zeit in der Geschichte der Menschheit auch justizielle Bestrafungsmaßnahmen für Erwachsene – und sind es bis heute noch in manchen Regionen der Welt. Die Prügelstrafe als juristisches Mittel gegen Straftäter wurde allerdings bereits ab Beginn des 19. Jahrhunderts in großen Teilen der Welt nach und nach abgeschafft, ebenso die meisten Züchtigungsrechte. Das Züchtigungsrecht des Ehemannes gegenüber seiner Ehefrau wurde in Deutschland beispielsweise 1900 abgeschafft, wobei häusliche Gewalt und Gewalt gegen Frauen damit leider nicht beseitigt waren, sondern bis heute vorkommen.

Das elterliche Züchtigungsrecht und die Prügelstrafe zum Zwecke der Kindererziehung hielten sich allerdings hartnäckiger. In Deutschland haben Kinder erst seit dem Jahr 2000 ein ausdrückliches Recht auf eine gewaltfreie Erziehung; alle körperlichen Erziehungsmaßnahmen sind aufgrund des Gesetzes zur Ächtung von Gewalt in der Erziehung verboten. Bis in die 1970er-Jahre war Körperstrafe in der gesamten westlichen Welt das am meisten genutzte Mittel zur Erziehung. Zu den klassischen Instrumenten, mit denen die Züchtigung ausagiert wurde, zählten Rohrstöcke, Lederriemen und Peitschen.[27]

Mit der Zeit kamen neue Schlagutensilien dazu, beispielsweise Teppichklopfer, Gürtel oder später auch Holzlöffel aus der Küche. Andere häufig eingesetzte Körperstrafen waren Schläge mit der Hand, die klassische Ohrfeige, Schläge auf das Gesäß mit einem Gegenstand oder der Hand, die Kopfnuss, das Ziehen an den Haaren und Ohren oder das Knienlassen des Kindes auf einem spitzen, dreikantigen Holzscheit. In den deutschen Schulen war die körperliche Züchtigung der Kinder ebenfalls bis 1973 Normalität, in Bayern sogar bis 1983. Dabei wurden die Schläge meist auf das Gesäß oder die ausgestreckte Hand des Kindes gegeben, wobei früher die Rute und später der Rohrstock oder auch ein Lineal genutzt wurde. Die Verbindung von Gehorsam, Disziplin und körperlichem Schmerz wurde sowohl in Schulen als auch in der Religion gelehrt. Kinder sollten durch Strenge, Härte und körperliche Strafen lernen, ihren eigenen Willen zu unterdrücken und den Autoritäten bedingungslosen Gehorsam entgegenzubringen.[28]

Die Prügelstrafe und die körperliche Züchtigung als Erziehungsmaßnahmen waren also bis ins späte 20. Jahrhundert sehr weit verbreitet und fügten sich perfekt in die Grundsätze der schwarzen Pädagogik ein, die bis heute praktiziert wird.

Es scheint fast so, als dienten Kinder in vielen Fällen auch als Sündenbock und Ventil für angestaute Wut der Erwachsenen, und die körperliche Züchtigung als Erziehungsmittel wurde eher als Vorwand genutzt, um die eigenen brutalen Taten zu rechtfertigen.

»Schläge und Prügel mit Kochlöffel, Gürtel, Kleiderbürste oder Hausschuh waren eigentlich Standard – dazu kamen das stundenlange Wartenlassen auf die angekündigte Strafe und das Lächerlichmachen danach. Ignorieren und Liebesentzug kamen gelegentlich dazu.«

»Meiner Mutter rutschte nur manchmal die Hand aus, aber mein Vater war sehr gewalttätig. Seine Launen waren schwer einzuschätzen. Er hat mich oft mit dem Gürtel geschlagen, dann kann ich mich noch daran erinnern, dass er mit einem Besenstiel von meinem Kinderputzwagen auf meinen Kopf eingeschlagen hat. Es waren unterschiedliche Situationen, in denen er mich geschlagen hat. Ich würde es heute so erklären, dass er mit meinen kindlichen Gefühlen nicht umgehen konnte. So Situationen, wo man als Kind nicht auf den Erwachsenen ›hört‹. Es gab eine Situation, welche mich sehr geprägt hat. Ich hatte die Angst, dass er mich umbringt. Er hatte mich am Hals gepackt und mich immer wieder auf die Couch geschlagen und dann am Hals wieder hochgehoben. Kurz bevor er meinen Kopf an die Wand schlagen wollte, hat seine damalige Freundin eingegriffen. Er hat mir dann auch danach gesagt, dass er mich umgebracht hätte, wenn sie nicht eingegriffen hätte.«

»Ich wusste oft nicht mal, wofür ich bestraft wurde, so unwichtige Sachen waren das. Einmal hatte ich beim Spielen aus Versehen meine neue Hose kaputt gemacht, meine Mutter hat mir dafür mit dem Gürtel ins Gesicht geschlagen, und als ich daraufhin schrie und weinte, ist mein Vater explodiert und hat mich an den Haaren gepackt und die Treppe runtergeworfen, hab mir dabei den Arm gebrochen. Wenn Schläge nicht still hingenommen wurden, galt das als Aufsässigkeit.«

SCHWARZE PÄDAGOGIK

Die schwarze Pädagogik ist im Hinblick auf transgenerationales Trauma von besonderer Bedeutung, weil die meisten unserer nahen Vorfahren damit aufwuchsen.

Mir ist wichtig, an dieser Stelle noch mal zu betonen, dass all die Erklärungen in diesem Buch in keiner Weise eine Rechtfertigung oder Entschuldigung für Kindesmisshandlung oder Kindesmissbrauch sind. Sie sollen vielmehr Erklärungsansätze anbieten, die dir lediglich dabei helfen können, die unerfüllte innere Sehnsucht nach Antworten zu lindern. Dabei ist mein Ziel auch nicht, Vergebung für deine Familie in dir auszulösen oder dir dein Recht auf deine Gefühle abzusprechen. Dein Schmerz ist und bleibt valide, du musst weder vergeben noch dich versöhnen. Zugleich darf trotzdem Verständnis für deine Familie und dadurch Akzeptanz deiner Biografie entstehen. Akzeptanz deiner Lebensgeschichte und Akzeptanz der Tatsache, dass es nicht deine Schuld war. Ich wünsche mir für dich, dass du aufhörst, dich selbst als nicht liebenswert zu sehen und nach Gründen für deine angebliche Wertlosigkeit zu suchen, die dir suggeriert wurde.

Ich weiß, wie sich dieser Schmerz anfühlt, und ich kenne die vielen Fragen, die ewig unbeantwortet bleiben. All die quälenden Fragen in meinem Kopf kann ich mit einem Wort zusammenfassen: Warum? Ich wollte immer wissen, warum meine Familie mich nicht lieben konnte, warum sie mir so oft wehtaten, warum ich nie genug für sie war, warum mich keiner wollte, warum ich immer nur eine Last war, warum ich keine Liebe verdient hatte, egal, wie sehr ich mich anstrengte. Ich fand nie Antworten auf diese Fragen und suchte mein halbes Leben nach ihnen. Es schenkte mir dann eine Form von Frieden, diese Antworten in meiner Familiengeschichte zu finden. Das Wissen um transgenerationales Trauma mit all seinen vielen Implikationen befreite mich von den quälenden Fragen nach dem Warum. Ich konnte endlich besser verstehen, warum meine Familie war, wie sie nun mal war. Mit diesem Verständnis kamen die Akzeptanz und die Gewissheit, dass es nicht meine Schuld war und eigentlich auch nichts mit mir als Mensch zu tun hatte. Ich verstand auch, dass dieser alte Schmerz nicht nur in meiner Familiengeschichte wohnt, sondern sehr viele Familien und somit sehr viele Menschen betrifft. Diese Erkenntnis war auf eine komische Art beruhigend, weil ich mich plötzlich nicht mehr so allein damit fühlte.

Der Begriff der »schwarzen Pädagogik« wurde von Katharina Rutschky 1977 eingeführt: Sie gab ein Buch mit diesem Titel heraus, in dem es um die traditionellen, repressiv-schädlichen Erziehungsmethoden geht, die Gewalt, Einschüchterung und Erniedrigung anwenden, um Unterwerfung und Gehorsam zu erzwingen. Diese Erziehungsmethoden haben eine jahrhunderte- oder sogar jahrtausendealte Geschichte. Letztlich bestand das Ziel der schwarzen Pädagogik darin, die Charaktere von Kindern durch Gewalt, Demütigung und Angst zu manipulieren und ihren Eigenwillen zu brechen, der als von Natur aus boshaft galt. Kindererziehung war sehr lange Zeit ein Machtkampf zwischen Erwachsenen und ihren Kindern. Ein Kind sollte seine Grundbedürfnisse und Gefühle verleugnen und sich uneingeschränkt unterordnen und anpassen. Zu diesem Zweck entstanden verschiedene Erziehungsmethoden, wobei die Anwendung von körperlichem und psychischem Schmerz wesentlich war. Auch eine totalitäre Überwachung des Kindes durch Verhaltens- und Körperkontrollen, Verbote, emotionale Erpressung und Erniedrigung gehörten zu den Grundpfeilern der schwarzen Pädagogik.

Im 19. Jahrhundert manifestierte sich die schwarze Pädagogik als eine Sammlung von Erziehungsmethoden, die auf Unterdrückung und Zwang basierten. Die damalige Gesellschaft war stark von konservativen und autoritären Idealen geprägt und glaubte – wie schon die Vertreter der Aufklärung, die doch generell für emanzipatorische Gedanken standen – daran, dass jedem Menschen von Geburt an etwas Boshaftes und Wildes innewohnte, was ausgetrieben und gebrochen werden müsse.[29]

Neben den gesellschaftlichen Wertvorstellungen nahmen vor allem auch die Industrialisierung und religiöse Faktoren Einfluss auf die weitere Entwicklung und Verschärfung der schwarzen Pädagogik, die Gewalt als Mittel zur Erreichung von Tugend und Disziplin legitimierte.[30]

Die Zeit der Industrialisierung brachte auch die Notwendigkeit einer disziplinierten, angepassten Arbeitskraft hervor. Die Erziehungsmethoden sollten dementsprechend so gestaltet werden, dass Kinder zu gehorsamen und leistungsfähigen Mitgliedern der Industriegesellschaft heranwuchsen.[31] Das Ziel der Kindererziehung ähnelte dem aus viel älteren Zeitepochen: Kinder sollten sich stillschweigend unterordnen, um den Erwachsenen so wenig Last wie möglich zu sein und so viel Nutzen wie möglich zu bringen.

Die schwarze Pädagogik wurde dann auch im Nationalsozialismus systematisch eingesetzt, um ideologisch geprägte und gehorsame »Volksgenossen« zu formen, die später zu willenlosen und abgehärteten Soldaten und Hausfrauen werden sollten. Diese Erziehungsmethoden dienten dazu, die NS-Ideologie in den jungen Menschen zu verankern und sie auf die Anforderungen des Regimes vorzubereiten, wobei Disziplin und Gehorsam zu der Zeit die zentralen Werte darstellten.

In den »Nationalpolitischen Erziehungsanstalten« (Napola), die als NS-Eliteschulen Führungsnachwuchs heranziehen sollten, wurden die typischen Methoden praktiziert. Körperliche Bestrafung wurde weiterhin als legitimes Erziehungsmittel eingesetzt, um den Willen der Heranwachsenden zu brechen. Erziehungsanstalten wie die Napolas dienten als Modell für die Anwendung der schwarzen Pädagogik im gesamten Bildungswesen des Dritten Reiches, darunter Schulen und Jugendorganisationen.[32]

JOHANNA HAARERS EINFLUSS

Die Kindererziehung im Nationalsozialismus wurde maßgeblich von Johanna Haarer beeinflusst, einer Lungenfachärztin, die 1934, ein Jahr nach der Machtergreifung, ihr Buch *Die deutsche Mutter und ihr erstes Kind* veröffentlichte. Haarers Arbeit ist von großer Bedeutung, da sie die wesentliche Grundlage der Erziehung im Dritten Reich bildete. In den einzelnen Haushalten, aber auch in den sogenannten Reichsmütterschulungen der NS-Frauenschaft sowie in Kindergärten und Kinderheimen war Haarers Ratgeber die Grundlage der Kindererziehung. Auch lange Zeit nach dem Ende der NS-Herrschaft fanden Haarers Erziehungsmethoden noch Anwendung in vielen deutschen Haushalten.

Die Rolle der Mutter im Nationalsozialismus bestand vor allem darin, viele »reinrassige« Nachkommen zu bekommen. Haarer sah den einzigen Lebenszweck jeder Frau darin, Mutter zu werden, und dementsprechend hing der Wert einer Frau unmittelbar damit zusammen, wie viele Kinder sie zur Erhaltung der deutschen Rasse beisteuerte. Um die Jahrhundertwende war die Anzahl der Neugeborenen stetig zurückgegangen. Haarer wollte mit ihrer Arbeit die deutschen Mütter wieder dazu motivieren, mehr Kinder zu bekommen, um das deutsche Volk zu stärken. Im Jahr 1934 betrug die Zahl der lebendgeborenen Kinder 1 198 000 – der erste Anstieg seit Jahrzehnten. Bis 1939 erhöhte sich diese Zahl auf 1 407 000. Das Dritte Reich förderte kinderreiche Ehen und schätzte die Mutter, insbesondere die kinderreiche, als erste Trägerin des Staates.[33]

Haarer beeinflusste die Erziehung in deutschen Familien enorm, da ihre Ratgeber sehr beliebt und fast in jedem Haushalt zu finden waren. Man könnte nun meinen, dass dies nach dem Ende des Nationalsozialismus vorbei gewesen wäre, da ihre Bücher nach dem Zweiten Weltkrieg von den Alliierten verboten wurden. Kurz darauf wurden sie jedoch wieder veröffentlicht, wenn auch in revidierter Form ohne das typische Nazi-Vokabular und in einem anderen Verlag; die letzte Auflage erschien 1987. Dies zeigt, wie lange deutsche Familien von diesem Bild der Kindererziehung geprägt wurden, das auf psychische und körperliche Gewalt setzte.

Im Kern ging es in Haarers Erziehungstipps darum, das Kind durch emotionale Kälte, Abweisung und Ignoranz abzuhärten und gezielt eine Beziehungsunfähigkeit zu fördern. Von Anfang an sollte eine zu enge Beziehung zwischen Mutter und Kind verhindert werden, und so war eigentlich alles verboten, was eine Bindung hätte entstehen lassen können. Aus heutiger Sicht erscheint dies besonders tragisch, da wir aus dem aktuellen Stand der Bindungsforschung wissen, wie wichtig eine gesunde Bindung in der Kindheit für das gesamte weitere Leben ist. Vor diesem Hintergrund ist es auch wenig verwunderlich, dass wir zunehmend eine Gesellschaft der Beziehungsunfähigkeit wurden.

Möglicherweise kennst du das Gefühl von emotionaler Distanz zu deinen eigenen Eltern selbst oder hast diese Dynamik schon einmal in anderen Familien beobachtet. Diese unsichtbare Trennlinie, die aufrichtige Nähe verhindert, zieht sich nicht selten bis heute durch so manche Eltern-Kind-Beziehungen. Wie hast du die Beziehungen in deiner Familie erlebt? Waren sie geprägt von Geborgenheit, Zuneigung und Wärme oder eher von Kälte und Distanz?

Die Vermeidung jeglicher Bindung war durch sehr klare Regeln zu erreichen. So riet Haarer, dass das Kind gefüttert, gewaschen, gewickelt und angezogen, ansonsten aber nicht weiter beachtet werden sollte. Es waren ganz genaue Zeitangaben für die einzelnen Schritte vorgegeben, damit die Mutter bloß nicht zu viel Zeit mit ihrem Kind verbrachte. Das Kind sollte direkt nach der Geburt 24 Stunden von der Mutter getrennt werden und auch fortwährend tags und nachts allein in einem stillen Raum sich selbst überlassen werden. Das Füttern mit der Flasche dürfe keinesfalls länger als zehn Minuten dauern, das Stillen nicht länger als zwanzig Minuten, und wenn das Kind nach dieser Zeit immer noch hungrig war, war es eben selbst schuld und musste lernen, sich beim nächsten Mal mehr zu beeilen. Wenn das Kind weinte und schrie, sollte die Mutter es ignorieren und schreien lassen, dies würde einerseits die Lunge des Kindes stärken und andererseits müsse das Kind lernen, dass es die Erfüllung seiner Wünsche nicht erzwingen kann. Wieder einmal zeigt sich ein Machtkampf zwischen Eltern und Kind, in dem es darum ging, dem Kind seinen eigenen Willen und seine Bedürfnisse auszutreiben, um selbst Überlegenheit zu demonstrieren und das Kind in die Unterwerfung zu zwingen.[34]

PSYCHISCHE GEWALT

Neben der körperlichen Gewalt als vermeintlich nötige Erziehungsmaßnahme rückte nun auch die psychische Gewalt immer mehr in den Fokus der Kindererziehung. Der Schwerpunkt liegt dabei auf verschiedenen Methoden wie sozialer Isolation, emotionalem Liebesentzug, Abwertung, Verspottung und systematischen Schuldzuweisungen, die bei Kindern intensive emotionale und psychische Schäden verursachen können, denn diese Praktiken bringen Kinder immer wieder in eine Position der Isolation und Ablehnung und suggerieren ihnen Wertlosigkeit. Im Fokus dieser Erziehungspraktiken stand nie das emotionale Wohl des Kindes, sondern die emotionale Abhärtung zum Zwecke des blinden Gehorsams. Die Anwendung psychischer Gewalt sollte die Unterwerfung des Kindes und somit die Überlegenheit des Erziehenden sicherstellen.[35]

Johanna Haarer warnt regelrecht davor, dem Kind zu viel Zuneigung zukommen zu lassen, da dies das Kind nur verderben und verweichlichen würde. Zärtlichkeiten und zu viel Zuneigung nennt sie »Affenliebe«, die es zu vermeiden gelte. Sie rät auch dazu, Kinder für ihre Fehler und Schwächen zu verspotten und bloßzustellen, und zwar nicht nur seitens der eigenen Eltern, sondern aller Erwachsenen; dies sollte der Abhärtung dienen, genauso wie das Ignorieren der kindlichen Bedürfnisse. In Kindern sollte bewusst ein Minderwertigkeitsgefühl erzeugt werden, weil man glaubte, das würde sie motivieren, sich mehr anzustrengen und anzupassen. Liebesentzug, Vernachlässigung und Abwertung galten als notwendiger Bestandteil einer gesunden Erziehung, was aus heutiger Sicht kaum mehr nachvollziehbar ist.

Neben den Körperstrafen finden sich nun zunehmend Methoden, die vor allem emotional durch Angst belasten sollten, wie das stundenlange, manchmal tagelange Einsperren im Dunkeln, in Toilettenräumen, Abstellkammern oder Kellern, die »stille Treppe« und das »Ecke-Stehen«, die auf den ersten Blick weniger schlimm als körperliche Züchtigung erscheinen mögen, jedoch tiefgreifende negative Auswirkungen auf die emotionale Entwicklung der Kinder haben können.

Die »stille Treppe« und das »Ecke-Stehen« sollten das Kind durch Ausschluss disziplinieren, indem es gezwungen wird, über lange Zeit allein auf einer Treppenstufe zu sitzen oder in einer Ecke mit dem Gesicht zur Wand zu stehen, um Gefühle von Scham und Abgelehntwerden hervorzurufen und das Kind zur Reflexion seines Fehlverhaltens und zur Anpassung zu zwingen. Diese Strafen mussten von den Kindern oft über Stunden oder sogar Tage ertragen werden.[36] Solche Methoden wurden als notwendig erachtet, um Kinder zu angepassten Mitgliedern der Gesellschaft zu machen, ungeachtet der psychischen Auswirkungen auf das Kind. Diese Techniken legen den Fokus auf Kontrolle und Unterdrückung, was langfristig die Entwicklung sozialer Fähigkeiten stark hemmen kann.[37] Die Annahme, dass körperliches Leiden zur Disziplinierung von Kindern nötig sei, ist historisch betrachtet sehr alt, wie wir in den vorherigen Kapiteln schon feststellen mussten. Diese Praxis erzeugte bei den betroffenen Kindern intensive Angst und Unsicherheit. Mit der weit verbreiteten Akzeptanz dieser Erziehungsmethoden wurde ein Kreislauf der Gewalt eingeleitet, da Kinder, die Gewalt erleben, diese als Erwachsene oft unreflektiert an die nächste Generation weitergeben.[38]

Kinder, die den damals (und oft auch heute noch) vorherrschenden autoritären Erwartungen nicht entsprachen oder die Machtstrukturen innerhalb der Familie auch nur ansatzweise anzweifelten, wie zum Beispiel durch Ungehorsam, Infragestellen oder Widerspruch, sahen sich häufig mit körperlichen und/oder psychischen Strafen konfrontiert. Diese Maßnahmen zielten darauf ab, die Anpassung an die Ansprüche der Erwachsenen durchzusetzen, indem sie den Willen des Kindes und seine Autonomie unterdrücken sollten.[39]

Diese Methoden führten zu einer systematischen Unterdrückung der emotionalen Selbstregulation und Grundbedürfnisse der Kinder, indem sie für den Ausdruck ihrer Emotionen, Bedürfnisse und Grenzen häufig bestraft wurden.[40] Es ist kein Wunder, dass bis heute die allermeisten Menschen nicht in der Lage zu sein scheinen, ihre eigenen Emotionen zu regulieren, sie überhaupt wahrzunehmen oder gar ihre eigenen Bedürfnisse und Grenzen zu spüren und zu kommunizieren. Diese Fähigkeiten der Selbstwahrnehmung und Selbstregulation sind aber enorm wichtig für das eigene emotionale Wohlbefinden wie auch für das gesunde Gestalten von Beziehungen und unsere Konfliktlösungskompetenz. All das wurde den Menschen Generation für Generation abtrainiert.

Erkennst du in deiner Familie und auch in dir selbst die Auswirkungen der schwarzen Pädagogik, die vor allem die Themen Selbstbild, Emotionen, Bindung und Bedürfnisse betreffen? Bindung sollte vermieden werden, Minderwertigkeitsgefühle wurden aktiv gefördert und Bedürfnisse gezielt ignoriert. Wie gehst du heute mit diesen Punkten um? Hast du oft das Gefühl, minderwertig und irgendwie nicht gut genug zu sein? Kannst du dich in sozialen Situationen und Beziehungen sicher fühlen und vertrauen? Wie gehst du mit deinen Gefühlen und Bedürfnissen um? Hast du schnell das Gefühl, zu viel zu sein, wenn es dir nicht gut geht oder du etwas brauchst? Wie schon öfter erwähnt, gibt es in der Regel nicht die eine Ursache für das eine Ergebnis im Hinblick auf die menschliche Psyche, vielmehr wird diese durch sehr viele Faktoren beeinflusst. Grundlegende Beziehungsdynamiken in deiner Familie kannst du aber bestimmt ausmachen und nun vielleicht auch besser einordnen und mit Problemen in Verbindung bringen, die dich oder auch andere Familienmitglieder heute noch belasten.

Trotz der Kritik in modernen Erziehungswissenschaften finden diese Disziplinierungsmethoden heute noch immer in einigen Familien Anwendung, sodass die Weitergabe gewaltvoller Erziehungsmuster anhält. Hier besteht die dringende Notwendigkeit einer gründlichen Aufklärungsarbeit.[41] Die fortgesetzte Anwendung dieser Methoden zeigt, wie tief verwurzelt die Konzepte der schwarzen Pädagogik, trotz der nachgewiesenen negativen Auswirkungen auf die Kindesentwicklung, immer noch sind.[42]

SCHWARZE PÄDAGOGIK IM NACHKRIEGSDEUTSCHLAND – UND HEUTE

In der unmittelbaren Nachkriegszeit herrschte in beiden deutschen Staaten eine gewisse Beständigkeit autoritärer Erziehungsmethoden, da viele Pädagogen weiterhin an den traditionellen Disziplinierungsmaßnahmen festhielten. Die emotionale Überlastung vieler Eltern der Nachkriegszeit trug ebenfalls dazu bei, dass die Grundpfeiler der schwarzen Pädagogik aufrechterhalten wurden. Viele Erwachsene waren oft abwesend, gewalttätig, durch den Krieg schwer traumatisiert und hatten schlichtweg nicht die emotionalen Kapazitäten, auf die Bedürfnisse ihrer Kinder einzugehen.[43]

Die politische Kontrolle der Erziehung in der DDR führte zur Beibehaltung alter Disziplinierungsmaßnahmen in Schulen, Kindergärten und Institutionen, die darauf abzielten, eine angepasste und folgsame Jugend zu formen. [44]

In der Bundesrepublik kam in den 1960er- und 1970er-Jahren verstärkt Kritik an den gewaltbasierten Erziehungsmethoden auf, vorangetrieben durch die pädagogische Reformbewegung, die gewaltfreie Erziehungsmodelle entwarf und vorstellte. Im Rahmen der 68er-Studentenbewegung in der Bundesrepublik entstand eine zunehmende Ablehnung der repressiven Erziehungsansätze. Die antiautoritäre Reformbewegung forderte neue Standards für die Kindererziehung wie Empathie, Verständnis, Liebe und Vertrauen. Trotz des wachsenden Widerstandes war die autoritäre und repressive Kindererziehung weiterhin verbreitet.[45]

Diese Dekade markierte einen deutlichen kulturellen Wandel hin zu moderneren pädagogischen Ansätzen, die die alte gewaltbasierte Erziehung nun endlich ablösen sollten. Die Reformbewegung betonte die Bedeutung einer gewaltfreien Erziehung, die die gesunde Entwicklung der Kinder fördert, jede Form von Gewalt als Erziehungsmittel ablehnt und die Bedeutung von emotionaler Unterstützung und zwischenmenschlicher Kommunikation in den Vordergrund rückt.

Die gesellschaftliche Herausforderung bestand nun darin, durch Aufklärung das allgemeine Bewusstsein für die notwendigen Veränderungen in der Kindererziehung weiterhin zu stärken und Bildungs- und Unterstützungsangebote für Eltern zu verbessern, um den Wandel zu gewaltfreien Erziehungspraktiken zu erleichtern.

In den aktuellen Erziehungsansätzen findet endlich eine intensive Auseinandersetzung mit der Geschichte der schwarzen Pädagogik statt, um die verheerenden Auswirkungen dieser Praktiken zu analysieren und daraus Lehren für die Zukunft zu ziehen.[46]

Mittlerweile können wir nachvollziehen, welche Tragweite Gewalt in der Kindheit nicht nur für die betroffenen Kinder selbst, sondern auch für nachfolgende Generationen hat. Weltweit können wir in der Geschichte der Menschheit einen immer wiederkehrenden Kreislauf von Gewalt erkennen; so lässt sich auf Grundlage der erwiesenen Langzeitfolgen einer gewaltvollen Kindheit die Schlussfolgerung ziehen, dass die Gewalt von Erwachsenen sehr oft mit der Gewalt in ihrer Kindheit zusammenhängt.

Das Bewusstsein für die langfristigen Folgen gewaltvoller Erziehungsmethoden hat bereits zu einer verstärkten Integration von unterstützenden Programmen für Eltern und Kinder geführt, die die Förderung von Empathie in den Fokus rücken. Diese Entwicklungstendenz gibt Hoffnung auf eine Zukunft, die nicht mehr hauptsächlich von Gewalt geprägt ist.[47]

Hast du selbst auch unter der schwarzen Pädagogik leiden müssen? Sowohl aus meiner eigenen Erfahrung als auch aus den vielen Gesprächen mit Betroffenen kann ich auf jeden Fall bestätigen, dass die schwarze Pädagogik bis heute nicht vollständig verschwunden ist, auch wenn sie zunehmend durch neue Ansätze abgelöst wird. All die genannten Bestrafungsmethoden erlebte ich, 1992 geboren, selbst, zusätzlich zu den Maßnahmen der körperlichen Gewalt. Permanente Vergleiche mit meiner jüngeren Schwester, die im Gegensatz zu mir ein »braves und gutes Kind« war, Suggestion von Wertlosigkeit, Liebesentzug, Abwertung und Verspottung auch vor anderen, Ignoriertwerden und Isoliertwerden waren vollkommen alltäglich in meiner Kindheit.

Alles, was ich tat und sagte, war offenbar dumm, lächerlich, falsch und außerordentlich nervig. Ich war eine Belastung und sollte am besten gar nicht mehr da sein – eine Überzeugung, die mich später fast mein Leben kostete und mit der ich immer wieder zu kämpfen hatte. Zuwendung musste ich mir hart durch Leistung verdienen, sowohl in der Schule als auch zu Hause durch die Erledigung von Haushaltsaufgaben oder durch die Befriedigung der Bedürfnisse der Erwachsenen.

Einen eigenen Willen, Bedürfnisse oder gar Grenzen auszudrücken, galt als Unverschämtheit und wurde gern mit Phrasen wie »Solange du deine Füße unter meinen Tisch stellst, machst du, was ich will« oder »Mach mal deine Augen zu, dann siehst du, was dir zusteht« abgetan. Wenn ich es wagte, Widerworte zu geben oder Fragen zu stellen, folgten die üblichen psychischen und körperlichen Bestrafungen. Die Heftigkeit der Bestrafungen war tagesformabhängig, je nachdem, wie die Erwachsenen an dem Tag generell gelaunt waren, meistens waren sie gestresst, genervt und angespannt. Diese Anspannung konnte man förmlich im Raum spüren, und ich lernte, extrem wachsam und vorsichtig zu sein. Es fühlte sich dann immer so an, als müsse man auf Eierschalen laufen und dürfe bloß keinen Fehler machen.

Wenn ich einen Wunsch oder eine Frage hatte, zum Beispiel, ob ich bei einer Freundin übernachten durfte, wartete ich mit dem Aussprechen jedes Mal darauf, dass wir Besuch bekamen, weil die Stimmung dann immer freundlicher und mir gegenüber wohlwollender war und ich wusste, dass keine Wutanfälle und Gewalt folgen würden, solange wir Besuch hatten. Über meine Gefühle oder Probleme sprach ich irgendwann gar nicht mehr. Ich isolierte mich zunehmend und bei jeder Gelegenheit von der Familie, um der ständigen Anspannung und dem Druck zu entfliehen. Ich wollte am liebsten unsichtbar sein, weil alles, was ich tat, falsch zu sein schien. Dieser Rückzug war natürlich auch wieder falsch und wurde scharf kritisiert. Eigentlich konnte ich gar nichts richtig machen. Die Erziehung war in allen Generationen seit meiner Ururoma, die ich als Kind sogar noch kennenlernte, von den Prinzipien und Regeln der schwarzen Pädagogik geprägt, und in jeder Generation erfuhr das erstgeborene Kind die meiste Ablehnung und Kälte – der Grund dafür ist mir bis heute nicht klar. Ich vermute, dass dieser Umstand schlichtweg auf Überforderung zurückzuführen ist, die daher rührte, dass die Frauen bei der Geburt ihres ersten Kindes oft noch sehr jung waren. Die dadurch gestörte Beziehung zwischen Kind und Eltern und die unterschiedliche Behandlung zweier Geschwister sind in meiner Familie auch immer wieder ganz deutlich zu erkennen. Es kam mir immer vor, als würde einfach niemand sehen wollen, wie auffällig sich diese Beziehungsmuster in jeder Generation wiederholten.

Heute weiß ich, dass meine Vorfahren es vor allem nicht sehen konnten, weil Verleugnung und Verdrängung sie davon abhielten. Die körperliche und psychische Gewalt in ihrer eigenen Kindheit hatten dafür gesorgt, dass sie ihre Gefühle, Bedürfnisse und Grenzen meistens gar nicht richtig spürten oder verstanden und sie gegenüber ihren Eltern auch nie wagten auszusprechen. Für mich sind die Folgen der schwarzen Pädagogik in meiner Familie inzwischen ganz klar zu erkennen, und ich kann heute Mitgefühl für meine Eltern und Großeltern aufbringen, denn sie waren alle einst Kinder, die einfach nur geliebt werden wollten und immer wieder das Gegenteil erleben mussten.

Da gewaltbasierte Erziehungsansätze bis in die junge Vergangenheit und teilweise bis heute in Familien angewandt werden, erkennst du womöglich einige Methoden wieder. Gerade die psychische Gewalt, die keine sichtbaren blauen Flecken hinterlässt, wird oft in ihrer Zerstörungskraft unterschätzt. Wenn du dieser Gewaltform in deiner Kindheit aber immer wieder ausgesetzt warst, ist es sehr wahrscheinlich, dass du heute noch Folgen davon spürst. Isolation und Ausgrenzung, Abwertung, Liebesentzug und Ignoriertwerden über Jahre haben Verletzungen hinterlassen, die du nicht kleinzureden brauchst, nur weil andere es »noch schlimmer hatten«. Emotionale Gewalt ist auch Gewalt.

»Wenn meine Eltern sauer auf mich waren, gab es Prügel oder ich wurde im Keller eingesperrt, meistens über Nacht. Als Kind hatte ich immer schreckliche Angst allein im Keller. Wenn ich aus ihrer Sicht frech war, sollte ich auch manchmal über Stunden in der Ecke stehen, bis die Beine richtig wehtaten, ich durfte aber nicht sitzen oder mich anlehnen, sonst musste ich noch länger stehen und über mein Verhalten nachdenken.«

»Ich wurde für alles bestraft, was nicht erwünscht war, manchmal reichte mein Gesichtsausdruck oder weil ich nicht dankbar genug fürs Essen war, um mir Schläge mit dem Kochlöffel zu fangen oder stundenlang auf der dunklen Kellertreppe sitzen zu müssen. Wenn ich dann vor Angst geweint

hab, rief meine Mutter mir zu: ›Noch ein Ton und du bleibst die ganze Nacht da‹, ich lernte, sehr leise zu weinen. Bis heute habe ich Angst, in den Keller zu gehen, das muss mein Mann immer machen, ich schaffe es fast nie.«

»Eigentlich wurde ich für alles Mögliche bestraft, es war unberechenbar und unvorhersehbar in den meisten Fällen, ob es das Essen war oder eine ›falsche‹ Antwort, für etwas, was vergessen wurde, oder wenn ich andere Ansichten hatte. Die klassischen Erziehungsmethoden waren: stundenlang in der Ecke stehen, eingesperrt werden im Kohlenkeller, essen, was man nicht mochte, bis zum Erbrechen aufessen, früher vom Tisch aufstehen wurde mit Prügel bestraft oder Essensentzug.«

»Neben der körperlichen Gewalt gab es auch Bestrafungen durch Entzug geliebter Gegenstände. Auch Liebesentzug, Abwertung und emotionale Erpressung waren Standard. Über Gefühle durfte nicht geredet werden, nach außen sollte immer ein perfektes Familienbild gewahrt werden.«

»Ich wurde ignoriert, wenn ich ›nicht lieb‹ war. Es gab häufig Ohrfeigen oder Schläge an den Kopf oder ins Gesicht, gefolgt von Beleidigungen. Ich musste stundenlang am Tisch sitzen, wenn ich Essen nicht mochte, und manchmal wurde ich im Zimmer oder im Keller eingesperrt.«

KRITIK AN GEWALT UND WANDEL DER VORSTELLUNGEN

Bereits in der Antike äußerten Philosophen wie Sokrates und Aristoteles auch Kritik an der brutalen Kindererziehung. Sie sprachen sich für eine mildere Kindererziehung aus, was zu der Zeit allerdings lediglich bedeutete, die Kinder nicht zu heftig auszupeitschen.

Der Pädagoge, Philosoph und Schriftsteller Jean-Jacques Rousseau veröffentlichte 1762 sein reformpädagogisches Werk *Émile oder Über die Erziehung*, in dem er die vorherrschenden Erziehungsansätze infrage stellte und für eine positive Sicht auf Kinder plädierte. Rousseau kritisierte in dem Roman die vorherrschenden Erziehungsansätze und stellte die allgemeine Auffassung von Kindern infrage, wie sie zu seiner Zeit, in der Epoche der Aufklärung, herrschte: Demnach wurde angenommen, Kinder seien von Natur aus böse. Er argumentierte, dass Kinder von Natur aus gut seien und Unterstützung von Erwachsenen benötigten. Diese Vorstellung war so revolutionär, dass er kurz nach der Veröffentlichung fliehen musste, da gegen ihn ein Haftbefehl erlassen worden war. Diese revolutionären Ideen führten über die Jahrhunderte aber zu einem Umdenken in der westlichen Erziehung.[48]

Im 19. und 20. Jahrhundert wurde die autoritäre Erziehung weiter kritisiert, insbesondere durch Katharina Rutschky, die, wie bereits erwähnt, den Begriff »schwarze Pädagogik« prägte. Astrid Lindgren forderte in ihrer berühmten Rede »Niemals Gewalt!« von 1978 einen gewaltfreien Umgang mit Kindern. Sie verwies immer wieder auf die Verantwortung des Einzelnen, die Welt gewaltfrei zu gestalten, was aus ihrer Sicht mit der Kindererziehung begann.[49] Diese gesellschaftlichen Diskussionen führten schrittweise zu einem Wandel hin zu partnerschaftlicheren Erziehungsmethoden, wobei die Abschaffung körperlicher Züchtigung im Fokus stand.

Trotz des rechtlichen Anspruchs auf gewaltfreie Erziehung seit 2000 befürwortet noch immer jeder zweite Befragte in Deutschland gelegentliche körperliche Bestrafungen. Global gesehen bleibt die Situation vielerorts kritisch, da drei von vier Kleinkindern weltweit immer noch regelmäßig Gewalt durch ihre Eltern erfahren.[50]

Wir haben hier also als Menschheit durchaus noch einen weiten Weg vor uns und die Entwicklung hin zu gewaltfreier Erziehung hat gerade erst begonnen. Die Auseinandersetzung mit der eigenen Familiengeschichte, den erlebten Erziehungsmethoden und ihren Langzeitfolgen bleibt eine fortdauernde Aufgabe im Prozess der Heilung. Nur wenn wir uns dieser Folgen bewusst werden, die Wunden in uns selbst versorgen und heilen lassen und somit die Weitergabe verhindern, können wir langfristig Veränderung bewirken.

3. KAPITEL

ÜBERTRAGUNG VON GENERATION ZU GENERATION

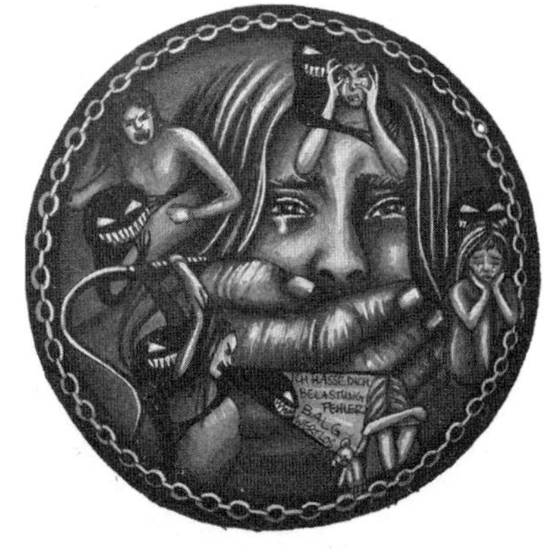

»All der eingeschlossene Schmerz der Ungerechtigkeit wächst mit mir heran, und je älter ich werde, desto mehr verwandelt er sich in Wut und in unbändigen Zorn. Ich werde als Erwachsene alles anders machen als meine Eltern. Wäre da nur nicht das tobende Monster in mir, das an meiner Seele nagt und aus mir herausbricht, so wie es einst aus meinen Eltern herausbrach.«

Transgenerationales Trauma« bedeutet, dass traumatische Erfahrungen und Traumafolgen innerhalb eines Familiensystems von einer Generation auf die nächste übertragen und wiederholt werden. Wie diese Übertragung konkret aussieht und welche Mechanismen die Weitergabe von Traumata aufrechterhalten, schauen wir uns jetzt genauer an.

SCHWEIGEN, BETÄUBEN UND VERDRÄNGEN

Das Schweigen in betroffenen Familien dient oft als Schutzmechanismus, der Missbrauch und Misshandlung verdecken und somit die Familienharmonie, die Reputation der Familie und die Machtstrukturen innerhalb des Familiensystems schützen, also aufrechterhalten soll. Außerdem kann das Schweigen als Schutz vor unangenehmen Empfindungen verstanden werden. Meistens dient es der Verdrängung, denn würden die Familienmitglieder beispielsweise den Missbrauch anerkennen, würden sie unweigerlich auch mit eigenen Gefühlen von Scham und Schuld konfrontiert werden. Dieses Schweigen führt zur Isolation der Überlebenden und hindert sie, Unterstützung zu suchen. Historisch ist dieses Muster tief verwurzelt und resultiert oft aus der Unfähigkeit, eigene Traumata zu verarbeiten. Die Betroffenen finden sich in einer Art psychologischen Stillstands wieder, der nicht nur das offene Gespräch über das Erlebte unterbindet, sondern auch die Fortsetzung der Missbrauchsmuster fördert, indem er die Täter schützt, die Gewalt verdeckt und die Opfer ausgrenzt und beschämt.[51]

Wie wurde und wird in deiner Familie mit solchen Themen umgegangen? Hast du das Gefühl, dich öffnen und über alles sprechen zu können, oder ist das eher unerwünscht? Vielleicht nimmst du die Distanz wahr, die zwischen dir und anderen in deiner Familie durch das Schweigen entstanden ist. Emotionale Nähe und Bindung brauchen Austausch und Verständnis füreinander. Schweigen vergrößert den Graben zwischen euch, der aber immer noch durch offene Gespräche, Empathie und Verletzlichkeit überbrückt werden kann.

Die Verleugnung und Verdrängung ist ein zerstörerisches Muster, das zu Selbstbetäubung und Isolation führt, was wiederum die Gewalt über Generationen hinweg fortbestehen lässt. Die tief verwurzelte Scham und Schuldgefühle hindern die Betroffenen daran, ihre Erfahrungen zu kommunizieren und Hilfe zu suchen.[52] Die daraus resultierenden destruktiven Bewältigungsstrategien wie beispielsweise Selbstverletzung, Alkohol- und Drogenmissbrauch oder aggressives Verhalten verstärken die emotionale Isolation und verlängern die Gewaltzyklen. Ein beliebtes Betäubungsmittel war über viele Generationen, gerade im Nachkriegsdeutschland, der Alkohol.

Welche ungesunden Bewältigungsstrategien kennst du aus deiner Familie? Sind es auch das Schweigen und Verdrängen? Die Verleugnung und das Kleinreden von dem, was passierte? War in deiner Familie ein offener Dialog möglich, oder hattest du das Gefühl, mit niemandem über deine Gefühle und Verletzungen reden zu können? War Alkohol ein beliebtes Betäubungsmittel, das dabei helfen sollte, die Probleme herunterzuspülen?

Zusammenhänge zwischen Alkoholkonsum und aggressivem beziehungsweise gewaltförmigem Verhalten sind nicht zu leugnen und schon lange Bestandteil internationaler Forschung. Aus einer 2013 erstellten Publikation der Deutschen Hochschule der Polizei, die den Zusammenhang von Gewalt und Alkohol analysiert, gehen folgende Zahlen hervor: »In der polizeilichen Kriminalstatistik wurden im Jahr 2012 280 351 Tatverdächtige als unter Alkoholeinfluss stehend registriert. Dies entspricht einem prozentualen Anteil von 13,4 % an allen bekannten Tatverdächtigen. [...] im Bereich der registrierten Gewaltkriminalität [...] wurden von 144 339 aufgeklärten Fällen 46 302 Delikte (32,1 %) unter Alkoholeinfluss verübt [...]. Bei den Delikten der schweren und gefährlichen Körperverletzung (39 361 Fälle) lag der Anteil der (aufgeklärten) Taten, die unter Alkoholeinfluss begangen wurden, bei 35,2 %.«[53]

Das Muster der Verdrängung zeigt sich gesellschaftlich auch im Umgang mit vergangenen traumatischen Ereignissen, die ganze Menschengruppen betrafen, also mit Genoziden, Kriegen, Vertreibungen, Hungersnöten, den Massenvergewaltigungen der Nachkriegszeit und vielen mehr.

Sowohl gesamtgesellschaftlich als auch innerfamiliär wurden diese Erlebnisse überwiegend nicht wirklich aufgearbeitet, sondern vielmehr totgeschwiegen. Die verpasste Aufarbeitung und die daraus resultierende Aufrechterhaltung der Traumata sind ein wesentlicher Faktor, der die Weitergabe von Traumafolgen innerhalb der Familien begünstigt.

Ergänzend findet sich auch noch das Phänomen des »Familiengeheimnisses« als konstante Präsenz in betroffenen Familien. Diese stillschweigende Einigung auf Geheimhaltung ist auch der Grund dafür, dass das Kind, das das Schweigen zu brechen wagt, der sogenannte Cycle-Breaker, oft zum Außenseiter in der eigenen Familie wird.[54]

Auch kulturelle und historische Normen beeinflussen die familieninterne Verarbeitung von Trauma und Gewalt. Die gesellschaftliche Akzeptanz von Gewalt als Teil der Kindererziehung, die sich so lange aufrechterhielt, spielt hierbei eine wichtige Rolle. Das Zusammenspiel dieser gewaltvollen Kindererziehung mit den historischen kollektiven Traumata (Kriege, Völkermorde et cetera) und mit dem hartnäckigen Abwehrmechanismus des Schweigens bereitet den Boden dafür, dass Traumafolgen über Generationen wachsen und gedeihen.

EPIGENETIK: SPUREN VON TRAUMA IN DEN GENEN

Die Weitergabe traumatischer Erfahrungen hat verschiedene Ebenen und folgt einem komplexen Prozess. Mittlerweile wissen wir, dass die Vererbung von Traumafolgen tatsächlich auch auf biologischer, genetischer Ebene stattfindet und nicht nur allein durch soziale und/oder psychische Faktoren wie die jeweilige Eltern-Kind-Beziehung verursacht wird. Die Gene allein bestimmen nicht das Schicksal eines Menschen, aber sie bringen eine Veranlagung, eine Tendenz mit. Wenn dann die entsprechenden Umwelteinflüsse, also traumatische Erfahrungen, hinzukommen, kann diese Veranlagung für bestimmte Symptome wirksam werden und die Lebensrealität formen.

Epigenetische Mechanismen spielen eine entscheidende Rolle für die Weitergabe von Traumafolgen und Symptomen, denn sie bilden die inneren Faktoren, die zur Weitergabe beitragen. Man könnte sagen, sie sind der innere Nährboden, auf dem Traumafolgen, also Symptome, gedeihen können, wenn von außen der entsprechende Samen, also eine traumatische Erfahrung, eingepflanzt wird. Die traumatischen Erfahrungen, wie zum Beispiel die Wiederholung von gewaltvollen Erziehungsmethoden, bilden die äußeren Faktoren, die zur Weitergabe beitragen.

Der innere Nährboden, also die epigenetischen Mechanismen, ist somit ein wichtiger Faktor, der beeinflusst, wie sich traumatische Erfahrungen von außen auf die Psyche auswirken. Welche Traumafolgen und Symptome infolge eines Traumas entstehen, hängt von vielen Faktoren ab: Einer ist die innere Veranlagung. Deshalb können zwei Menschen mit exakt derselben traumatischen Erfahrung unterschiedliche Symptome entwickeln.

Epigenetik spielt herbei eine wichtige Rolle, wobei die DNA-Methylierung (das heißt eine chemische Veränderung der Erbsubstanz) und Veränderungen der Ribonukleinsäure eine zentrale Stellung einnehmen. Forschungen, die sich mit den neurobiologischen Hintergründen von Traumafolgen beschäftigen, zeigen auf, dass zum Beispiel die Methylierung des FKBP5-Gens (eines Gens, das für die Regulierung der Stressreaktion wichtig ist) eine wichtige epigenetische Veränderung darstellt, die nachfolgende Generationen entscheidend prägt. Diese Veränderungen beeinflussen nämlich die Genexpression. Genexpression ist der Prozess, bei dem unsere Körperzellen die Informationen aus den Genen in ein Produkt umsetzen, das unser Körper verwenden kann. Unsere Erbanlagen, also die reinen Informationen, sind wie Rezepte, und Genexpression verwandelt das Rezept in ein Produkt. Das bedeutet, dass unsere Zellen entscheiden, welches Rezept sie benutzen, um beispielsweise ein bestimmtes Protein herzustellen, das für unser Wachstum oder unsere Gesundheit wichtig ist.

Diese Veränderungen können somit die Stressreaktionen, die Stressanfälligkeit und folglich auch die Anfälligkeit für psychische Erkrankungen bei nachfolgenden Generationen modifizieren.[55]

Wir können also festhalten, dass transgenerationale Traumata sich nicht nur auf der Ebene von Narrationen und Verhaltensweisen bewegen, sondern auch eine biologische Dimension besitzen.[56] Studien zu Holocaust-Überlebenden beispielsweise haben gezeigt, dass schwere Traumata deutliche epigenetische Veränderungen hervorrufen können, die sich in den Genen der Überlebenden und ihrer Nachkommen manifestieren. Diese Forschungsarbeiten belegen die Übertragung epigenetischer Marker, die in Zusammenhang mit posttraumatischen Belastungsstörungen, Depressionen und Angststörungen stehen, und stellen eine direkte Verbindung zwischen den Traumata der Vorfahren und den psychischen Störungen ihrer Nachkommen her.[57]

Trotzdem müssen Betroffene von Traumata und daraus resultierenden psychischen Problemen oft mit Stigmatisierung, Vorurteilen, Schuldzuweisungen und Zurechtweisungen leben. Das führt bisweilen zu Aussagen wie: »Du musst die Vergangenheit hinter dir lassen und einfach nach vorne schauen. Du leidest nur, weil du nicht loslassen kannst. Glücklich sein ist eine Entscheidung, du musst halt mal dein Mindset verändern.«

Vielleicht hast du solche Aussagen selbst schon zu hören bekommen und fühlst dich zwiegespalten oder unsicher damit. Einerseits willst du natürlich glücklich und eigenverantwortlich sein, fühlst aber, dass du den Schmerz in dir nicht einfach abschütteln kannst. Leider ist Heilung eben nicht so einfach, sondern ein komplexer Prozess, der Zeit braucht. Sei geduldig mit dir, und wisse, dass du auf dem richtigen Weg bist, auch wenn du nicht immer mit hoher Geschwindigkeit vorankommst. Aussagen wie die soeben zitierten ignorieren die Komplexität der menschlichen Psyche und Neurobiologie. Sie sind nicht nur schlichtweg unrealistisch, sondern auch kontraproduktiv im Hinblick auf Heilung.

Betroffenen wird damit suggeriert, dass sie selbst schuld an ihrem Leid und ihrer psychischen Verfassung sind. Schließlich könnten sie ja etwas ändern, wenn sie sich eben grundsätzlich einfach mal mehr bemühen würden. Das ohnehin schon quälende Schuld- und Schamgefühl Betroffener wird damit nur zusätzlich befeuert, was der Heilung in keiner Weise dienlich sein kann. Diese Aussagen geben immer ein ähnliches Narrativ wieder wie »Du musst doch nur dies und jenes tun, und wenn du es nicht tust, hast du kein Recht, dich zu beklagen, denn dann willst du ja leiden«. Einerseits zeugen solche Sprüche immer noch von den Denkmustern der Kriegs- und Nachkriegsgenerationen, die sich kollektiv auf Schweigen geeinigt hatten und darauf, dass sich niemand beklagen durfte, andererseits zeigen sie auch die alte Unfähigkeit, unangenehme Emotionen auszuhalten.

Narrative dieser Art halten sich bis heute hartnäckig und missachten nicht nur den aktuellen Stand der Forschung, sondern verdeutlichen auch abermals den Abwehrmechanismus der Verleugnung und Vermeidung.

WEITERGABE DURCH DIE ELTERN-KIND-BEZIEHUNG

Die Weitergabe von Gewalt, Misshandlung und Missbrauch auf allen Ebenen von einer Generation zur nächsten erfolgt vielfach unbewusst: infolge fehlender Reflexion und Aufarbeitung der eigenen Kindheitserfahrungen. Der Gewaltkreislauf bleibt oft bestehen, weil Eltern die destruktiven Muster ihrer eigenen Kindheit nicht bemerken oder kritisch hinterfragen.

FÜRSORGEVERHALTEN TRAUMATISIERTER ELTERN UND GESTÖRTE BINDUNGSMUSTER

Eltern, die selbst Gewalt erfahren haben, zeigen häufig ein widersprüchliches Fürsorgeverhalten, da sie einerseits selbst unter ihrer Kindheit gelitten haben und sich oft vornahmen, alles anders zu machen als ihre Eltern, später aber trotzdem die erlebten Gewaltmuster unbewusst an ihre Kinder weitergeben. Dieses Verhalten hängt oft damit zusammen, dass ihnen alternative Erziehungsstrategien und die Ressourcen zur eigenen Traumabewältigung fehlen.[58]

Ein entscheidender Faktor sind also die eigenen unverarbeiteten Traumata aus der Kindheit, die die emotionalen und erzieherischen Fähigkeiten der Eltern beeinträchtigen. Die eigenen Traumafolgen erschweren es den Eltern, auf die emotionalen Bedürfnisse ihrer Kinder einzugehen, da sie selbst in ihrer Erziehung emotionale Vernachlässigung und Gewalt erlebt haben und in ihrer emotionalen Zugänglichkeit blockiert sind. Die oftmals damit verbundene Einschränkung der Empathiefähigkeit kann schnell zu einer emotionalen Überforderung führen und sich in einer Unfähigkeit manifestieren, dem Kind emotionale Wärme und Sicherheit zu geben, was für die kindliche Entwicklung aber von entscheidender Bedeutung ist.

Diese emotionale Überforderung äußert sich häufig in impulsiven, unkontrollierten und nicht selten aggressiven Reaktionen auf normales kindliches Verhalten, da diese Eltern oft keine gesunden Umgangsformen mit ihren eigenen Emotionen, also keine gesunde Emotionsregulation, gelernt haben und durch ihr eigenes überempfindliches Nervensystem nur eine geringe Stresstoleranz haben.

Der Mangel an emotionaler Verfügbarkeit und die Unfähigkeit, eine emotionale Bindung zum Kind herzustellen, ist ein Erbe der schwarzen Pädagogik und vor allem eine Folge von Johanna Haarers Ansätzen im 20. Jahrhundert. Ihr Grundsatz, das Entstehen von Bindung zwischen Eltern und Kind zu vermeiden und die Bedürfnisse des Kindes bewusst zu ignorieren, trug wesentlich zur Weitergabe von emotionaler Kälte und Distanziertheit über Generationen bei.[59]

Wie hast du die Stimmung zu Hause in deiner Kindheit empfunden? Gab es Wärme, Sicherheit und Geborgenheit oder lagen eher Spannung und Kälte in der Luft? War die Stimmung weitgehend stabil oder eher unberechenbar? Hattest du den Eindruck, dass die Erwachsenen manchmal wie ein Pulverfass waren, das jederzeit in die Luft gehen konnte?

Die Stimmen Betroffener zeichnen ein ziemlich übereinstimmendes Bild über ihre Wahrnehmung der Stimmung zu Hause:

»Die Stimmung zu Hause war immer kühl, es gab keine Wertschätzung oder Geborgenheit, stattdessen oft Liebesentzug, Ignorieren und abwertendes Lächerlichmachen.«

»Es war immer angespannt zu Hause und kalt, Zuneigung oder liebe Worte gab es nicht.«

»Die Stimmung war von viel Streit, Spannung und Kälte geprägt.«

»Bei uns wurde viel geschrien und viel Alkohol getrunken, die Atmosphäre war kalt und bedrohlich. Alle waren ständig angespannt und gestresst, für Liebe gab es da keinen Platz.«

»Es war kalt und herzlos zu Hause. Geborgenheit kannten wir nicht. Meine Mutter kann leider bis heute keine positiven Emotionen zeigen. Negative Gefühle durften auch nicht da sein; am besten, man war einfach ganz leise.«

»Die Stimmung war, seit ich mich erinnern und denken kann, von Kälte geprägt, über Gefühle wurde nicht gesprochen, sie waren auch nicht erwünscht, wurden eher bestraft.«

»Ich würde die Stimmung zu Hause als herzlos und ständig bedrohlich beschreiben. Ich lief oft auf Zehenspitzen vor lauter Anspannung. So was wie Zuneigung kannten wir nicht, Angst lag immer über allem.«

Kommen dir diese Erfahrungen auch bekannt vor? Für mich decken sie sich weitgehend mit meiner persönlichen Wahrnehmung aus meiner Kindheit. Ich würde die Stimmung zu Hause auch als sehr kalt und unsicher beschreiben. In meiner Familie gab es, wie bereits erwähnt, zusätzlich in jeder Generation die auffällige Besonderheit, dass dem jüngeren Kind mehr emotionale Nähe und Wärme entgegengebracht werden konnte, während das älteste Kind zum Sündenbock wurde. Diese deutlichen Unterschiede im Umgang mit mir und meiner kleinen Schwester konnte ich leider nicht ausblenden und sie verstärkten meinen Schmerz. Das führte auch dazu, dass ich eine instabile Beziehung zu meiner Schwester entwickelte, obwohl ich sie eigentlich lieb hatte und auch heute noch oft vermisse. Diese Ungerechtigkeit trieb einen Keil zwischen uns und trennte uns irgendwann endgültig.

Es lag zu Hause auch sehr oft eine gewisse Spannung in der Luft, vor allem wenn die Erwachsenen gestresst waren, was annähernd täglich der Fall war. Ich war als Kind immer in Habachtstellung und sehr bedacht darauf, bloß nichts falsch zu machen, um zu vermeiden, dass sich die spürbare Spannung entladen könnte. Der kleinste Fehltritt reichte, um angestauten Stress, Wut und Unzufriedenheit freizusetzen. Die Erwachsenen erschienen mir oft unberechenbar, weil die Stimmung sehr schnell kippen konnte und cholerische Ausbrüche jederzeit möglich waren. Geborgenheit, Zuneigung, Nähe und Liebe kannte ich zu Hause nicht, aber ich sehnte mich sehr danach. Sehr selten, wenn ein besonders guter Tag war oder die Erwachsenen betrunken und gut gelaunt waren, wurde ich auch mal in den Arm genommen. Diese kleinen Momente von Wärme saugte ich auf wie ein ausgetrockneter Schwamm, wohl wissend, dass es lange dauern würde, bis ich wieder etwas von der wenigen Liebe abbekam.

Ich fühlte mich ständig, als würde ich jeden Moment verdursten, ich bettelte und flehte regelrecht nach Liebe, was mir oft vorgeworfen wurde. »Das ist der Grund, warum ich dich nicht lieben kann, du bettelst zu sehr danach und klettest, das ist so anstrengend.« Bis heute fühle ich dieses endlose Loch in mir, ein Fass ohne Boden, geformt aus all den Schamgefühlen und der Überzeugung, keine Liebe zu verdienen. Nichts zerfrisst mich von innen so sehr wie die Sehnsucht nach dem Gefühl, geliebt zu werden. Wenn ich es fühlen kann, dann nur für kurze Zeit, bis es wieder in dem alles verschlingenden Loch verschwindet.

Familiäre Beziehungen sind wie ein Resonanzboden für unverarbeitetes Trauma. Unbewältigte Konflikte der Elterngeneration können erhebliche Auswirkungen auf die Entwicklung der Kinder haben und zu dysfunktionalen Kommunikations- und gestörten Bindungsmustern innerhalb der Familie führen, die sich später auch auf andere Beziehungen übertragen.[60]

Die Bereitschaft, gewaltvolle Erziehungsmuster zu durchbrechen, kann durch Bildung und Aufklärung erhöht werden. Eltern, die Zugang zu therapeutischen Angeboten haben, sich kritisch mit der eigenen Erziehungsgeschichte auseinandersetzen und die Möglichkeit wahrnehmen, alternative Erziehungsmethoden zu erlernen, sind eher bereit, gewaltfreie Erziehungsstrategien zu übernehmen. Die Rolle von Aufklärung und Bildung in Form institutioneller Unterstützung ist also entscheidend für die Reduzierung der Weitergabe gewaltsamer Erziehungspraktiken.

EIN KLEINER EXKURS IN DIE BINDUNGSTHEORIE

Bindungsmuster sind entscheidend für die Übertragung von generationsübergreifenden Traumata. Die Bindungstheorie zeigt, dass die in der frühen Kindheit geformten Bindungen großen Einfluss darauf haben, wie Erwachsene Beziehungen gestalten und Vertrauen entwickeln. Unsichere oder desorganisierte Bindungen erhöhen das Risiko, dass Stress- und Traumaerfahrungen nicht verarbeitet werden und somit an nachfolgende Generationen weitergegeben werden.

Die bedeutendsten Vertreter der Bindungsforschung waren John Bowlby, James Robertson und Mary Ainsworth, die im 20. Jahrhundert die Bindungstheorie entwickelten. Bowlby veröffentlichte 1969 das Buch *Bindung – Eine Analyse der Mutter-Kind-Beziehung*, auf dessen Basis Ainsworth das Testverfahren »Die fremde Situation« entwickelte, um verschiedene Bindungstypen zu erfassen. Bowlby beschrieb die ständige Verbindung zwischen Kind und Bezugsperson, die die Entwicklung maßgeblich beeinflusst. Kinder zeigen angeborene Verhaltensweisen, um Kontakt herzustellen, wie Blickkontakt und Lächeln, oder auch Weinen, um Bedürfnisse zu signalisieren. Eine sichere Bindung entsteht, wenn Bezugspersonen einfühlsam auf diese Signale reagieren.

Das Bedürfnis nach Bindung besteht von Geburt an; die Reaktionen der Bezugspersonen formen die Bindungsmuster der Kinder. Ainsworths Forschung identifizierte diese Muster als Zusammenspiel von Explorationsverhalten, also dem eigenständigen Erkunden der Umwelt, und dem Wunsch nach Bindung. Im Optimalfall entwickelt ein Kind ein sicheres

Bindungsmuster, was zu Autonomie, Selbstvertrauen und der Fähigkeit führt, in Beziehungen emotionale Nähe zuzulassen und vertrauen zu können.

Heute differenziert man zwischen vier Bindungstypen: sichere Bindung, unsicher-vermeidende Bindung, unsicher-ambivalente Bindung und desorganisierte Bindung.

Sichere Bindung zeigt sich darin, dass das Kind emotional reagiert, wenn die Mutter den Raum verlässt, sich aber beruhigen kann, sobald sie zurückkommt. Das Kind hat ein ausgeprägtes Explorationsverhalten, also einen natürlichen Drang zum eigenständigen Entdecken und Erkunden der Welt, spielt insofern gern für sich, hält gleichzeitig aber auch Kontakt zur Mutter.

Der unsicher-vermeidende Bindungstyp sucht Sicherheit in Autonomie und zeigt wenig Bindungsverhalten – er meidet die eigentliche Bindungsperson. Dieses Vermeiden zeigt sich sowohl bei der Trennung von der Mutter als auch bei ihrer Rückkehr. Das Kind reagiert kaum emotional und versucht, die aufkommende Angst zu unterdrücken. Das Verhalten scheint auf den ersten Blick souverän zu sein, aber die Untersuchung körperlicher Reaktionen lässt einen hohen Stresspegel sichtbar werden. Die Vermeidung des engen Kontakts mit der eigentlichen Bezugsperson lässt sich darauf zurückführen, dass das Kind Ablehnung erfahren hat und sich nun durch Beziehungsvermeidung davor schützen will.

Der unsicher-ambivalente Bindungstyp zeigt widersprüchliches Verhalten. Das Beziehungsmuster ist oft von Ängstlichkeit, emotionaler Abhängigkeit und Misstrauen gegenüber den Bezugspersonen geprägt. Kinder mit diesem Bindungstyp zeigen wenig Explorationsverhalten und eine sehr hohe emotionale Belastung in der Trennungssituation. In der Testsituation mussten die Versuche an der Stelle oft abgebrochen werden, weil das Kind so einen starken Stress als Reaktion auf die Trennung der Mutter zeigte. Beim Wiedervereinen mit der Mutter ließen sich diese Kinder nur schwer beruhigen und zeigten ärgerliches Verhalten, schienen wütend auf die Mutter zu sein, aber suchten gleichzeitig die Nähe und Bindung zu ihr.

Der desorganisierte Bindungstyp zeigt unstrukturierte, gegensätzliche Verhaltensmuster, die zwischen vermeidend und anhänglich schwanken, oft als Reaktion auf furchterregendes Verhalten der Bezugsperson. Kinder mit diesem Bindungsstil wirken verwirrt und haben keine klaren Bewältigungsstrategien. Diese Widersprüche werden als »Angst ohne Lösung« betrachtet. Das Kind scheint hin- und hergerissen zu sein zwischen einem Fluchtimpuls und dem gleichzeitigen Versuch der Annäherung, zeigt also ähnlich wie der ambivalente Typ widersprüchliches Verhalten, jedoch deutlich desorganisierter.[61]

Abschließend kann festgehalten werden, dass eine sichere Bindung für die gesunde Entwicklung des Kindes von hoher Wichtigkeit ist, weil bei allen anderen Bindungstypen das Risiko für spätere psychische Erkrankungen und auch die Wahrscheinlichkeit der Traumaweitergabe steigt. Im Rahmen der schwarzen Pädagogik wurde die Entstehung von sicheren Bindungsmustern systematisch verhindert, und zwar in der von Johanna Haarer verbreiteten Annahme, eine zu starke Bindung und zu viel Liebe würden das Kind verderben und schwächen. Heute wissen wir, dass das Gegenteil der Fall ist. Eine sichere, verlässliche Bindung stärkt das Kind, indem sie seine psychische Widerstandskraft, sein Selbstvertrauen, seine Fähigkeit der Emotionsregulation und seine Impulskontrolle erhöht.[62]

Beim Lesen hast du dich vielleicht schon in einem der unsicheren Bindungsstile wiedergefunden. Viele Menschen sind nicht sicher gebunden und haben Schwierigkeiten in Beziehungen, manche mehr und manche weniger. Das macht dich trotzdem nicht zu einem weniger liebenswerten Menschen und heißt auch nicht, dass du beziehungsunfähig bist. Es bedeutet nur, dass es sinnvoll sein könnte, am Umgang mit deinen emotionalen Triggern zu arbeiten und besonders auf deine Bedürfnisse in Beziehungen zu achten. Dabei ist es auch wichtig, Grenzen und Standards für deine Beziehungen zu definieren, damit du dich mit Menschen umgibst, die dir helfen, eine sichere Bindung zu erfahren. Es braucht deine Eigenverantwortung und die Bereitschaft, an deinen Mustern zu arbeiten, und gleichzeitig auch sichere Menschen und Beziehungen, die dir helfen, dich sicher zu fühlen, die dich nicht permanent triggern und herausfordern.

4. KAPITEL

DER CYCLE-BREAKER

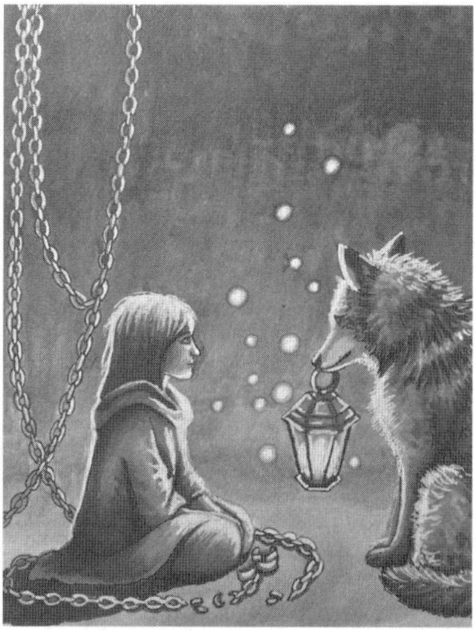

»Wie vermag ich Ketten zu lösen, die weder Schloss noch Schlüssel haben und mich im Dunkeln meines Schmerzes gefangen halten?«, fragte das Mädchen den Wolf. »Indem du den Mut findest, das Licht der Hoffnung hereinzulassen. Der kleinste Funken Hoffnung kann die Ketten aus Schmerz brechen, die dich festhalten.«

Der sogenannte Cycle-Breaker ist das Kind, das die destruktiven Muster in der eigenen Familiengeschichte erkennt, kritisch hinterfragt und sich bewusst dazu entscheidet, diese innerhalb seiner Familie zu durchbrechen. Die Entscheidung, den Kreislauf von Gewalt zu durchbrechen, ist nicht nur ein individueller Akt des Mutes, sondern hat auch weitreichende soziale und psychologische Implikationen.

In Familien, in denen über Generationen hinweg physische, psychische und/oder sexuelle Gewalt gegen Kinder ausgeübt wurde, ist die Kultur des Schweigens besonders weit verbreitet. Diese Kultur verhindert oft, dass Missbrauch und Gewalt offen angesprochen werden, und schützt somit, ob gewollt oder nicht, die Täter und Täterinnen, während dadurch gleichzeitig die Aufarbeitung und die Heilung der betroffenen Kinder enorm erschwert werden. Der Cycle-Breaker stellt sich gegen diese Kultur des Schweigens und riskiert damit, von der Familie ausgeschlossen zu werden. Dabei leistet er einen sehr wichtigen Beitrag zur Heilung des transgenerationalen Traumas in seiner Familie. Der Nachkomme, der den Kreislauf der Gewalt zu beenden versucht, bekommt in der Familie oft die Rolle des »schwarzen Schafs« und wird zum Problemkind, zum Außenseiter, zum Sündenbock und nicht selten abgelehnt oder gar verstoßen.

Die Rolle dieses Nachkommen ist keine einfache, da er nicht nur seine eigenen Belastungen und Traumafolgen bewältigen muss, sondern auch zusätzlichen Herausforderungen gegenübersteht, unter anderem der Ablehnung durch die eigene Familie und den damit einhergehenden sozialen und psychischen Schwierigkeiten.

ABLEHNUNG UND ENTFREMDUNG VON DER FAMILIE

Die ablehnende Haltung gegenüber diesem Kind resultiert oft daraus, dass es dysfunktionale Familienmuster aufdeckt und somit die bestehenden Machtstrukturen und Dynamiken infrage stellt, auch wenn es das natürlich in der Regel nicht beabsichtigt. Diese Offenlegung gefährdet die bisherige

»Familienharmonie«, die allerdings meist nur oberflächlich und nach außen existiert und vom Schweigen und Verdrängen profitiert. In dysfunktionalen Familien gibt es häufig ein besonders starkes Bestreben, nach außen eine glückliche Vorzeigefamilie zu präsentieren, weshalb Missstände und Gewalt unbedingt geheim gehalten werden sollen. Das Phänomen des Familiengeheimnisses und fehlende elterliche Reaktionen auf die Verletzungen des Kindes, seine Bedürfnisse und Emotionen tragen zu einer meist kaltherzigen Atmosphäre bei, in der Verleugnung im Vordergrund steht. Diese geheimen Narrative und ungeschriebenen Regeln können dazu führen, dass sich die Familienmitglieder diesen unterordnen müssen, um nicht ausgegrenzt zu werden.[63]

Das Aussprechen von Missständen erzeugt also Widerstand unter den Familienmitgliedern, die seit Generationen an die bestehenden Umstände und die etablierte Dynamik gebunden sind. Die Offenheit des Cycle-Breakers wird nun als störend empfunden, da sie die bestehende Ordnung destabilisiert, Familiengeheimnisse aufdeckt und der gesellschaftlichen Erwartung, Harmonie und Zusammenhalt innerhalb der Familie zu bewahren, zuwiderläuft.[64]

In der Folge kommt es häufig zu einer sozialen Isolation des Cycle-Breakers.[65] Die implizite Bedrohung der familiären Autoritätspersonen, deren Machtstellung durch die Offenlegung infrage gestellt wird, trägt erheblich zur Ablehnung seitens der anderen Familienmitglieder bei.

Ein weiterer ausschlaggebender Faktor für die Ablehnung des Cycle-Breakers ist die psychologische Dynamik der Projektion. Familien tendieren unbewusst dazu, unerwünschte Eigenschaften auf den Cycle-Breaker zu übertragen, indem sie ihn zu einer Projektionsfläche für die negativen Aspekte der Familie machen. Das Kind, das sich gegen die etablierten Machtstrukturen auflehnt, wird auf diese Weise oft zum »schwarzen Schaf« der Familie. Diese Außenseiterrolle führt immer mehr zur Ablehnung dieses Kindes, denn die projizierten Eigenschaften sind oft genau die inakzeptablen Aspekte, die von den anderen Familienmitgliedern verleugnet werden. Diese Projektion sorgt für eine verzerrte Wahrnehmung, wobei der Cycle-Breaker als Problemquelle angesehen wird.

Diese Dynamik führt zur intensiven Entfremdung und drängt den Cycle-Breaker in die Rolle des Sündenbocks, was langfristige Auswirkungen auf sein Selbstwertgefühl und seine Identität haben kann, weil er womöglich davon überzeugt wird, dass er selbst das Problem und deshalb berechtigterweise ungeliebt ist.[66]

Das Durchbrechen des Schweigens kann außerdem Schuld und Scham innerhalb der Familie offenlegen, die ansonsten erfolgreich verdrängt wurden. Die Offenlegung von Missbrauch und anderen Gewaltformen stellt nicht nur die Autoritäten infrage, sondern eben auch die kollektive Verantwortung der gesamten Familie, was zu einer gemeinschaftlichen Abwehrhaltung führen kann.[67]

Das Ansprechen der Missstände wird als Bedrohung für die soziale Akzeptanz und das Ansehen der Familie wahrgenommen, weshalb es unterbunden und unterdrückt wird. Das Bestreben, den Cycle-Breaker wieder zum Schweigen zu drängen, schützt die Täter vor Konsequenzen und bewahrt das so wichtige Bild der heilen Familie nach außen. All diese Faktoren verstärken die Ablehnung, die bis zur Ausgrenzung und zum Verstoßen des Kindes führen kann, sofern sich dieses Kind nicht doch wieder anpasst, schweigt und sich dem Willen der Familie beugt.[68] Natürlich ist das nicht in allen Familien so und es gibt hier auch graduelle Unterschiede, im Groben und Ganzen ist aber oft zu beobachten, dass der Cycle-Breaker eine Verräterrolle zugeschrieben bekommt, die zur Distanz oder gänzlichen Ausgrenzung führt.

Vielleicht kannst du dich mit der Rolle des »schwarzen Schafs« der Familie identifizieren und fühlst dich dementsprechend auch oft unverstanden, missverstanden und einsam, umgeben von Menschen, die dir eigentlich so nah stehen sollten. Es tut weh, von der eigenen Familie abgelehnt zu werden, aber noch mehr wird es auf Dauer wehtun, wenn du dich selbst und deine Gefühle verleugnest. Dir selbst treu zu bleiben, kann einen hohen Preis kosten, der sich zwischen Unverständnis und gänzlicher Ausgrenzung bewegen kann. Vielleicht kannst du einen Weg finden, dich mit deiner Familie trotz allem zu arrangieren und zu akzeptieren, dass du das Verständnis, das du dir wünschst, vielleicht nie bekommen wirst. Deine

Familie kann dir womöglich nicht die emotionale Nähe geben, die du dir wünschst, aber vielleicht trotzdem genug, dass es sich lohnt, die Beziehung weiterhin zu pflegen. Manchmal ist der Preis für Selbstachtung aber auch höher und du musst dich mehr von deiner Familie oder einzelnen Familienmitgliedern abgrenzen, was wiederum unterschiedliche Ausmaße annehmen kann. In manchen Fällen kann das in letzter Konsequenz bedeuten, dass gar kein Kontakt mehr möglich ist. In der Regel ist dies die letzte Option, die jemand wählt, der lange Zeit alles versucht hat, um die Bindung irgendwie zu halten.

Aus meiner persönlichen Geschichte kann ich diese kollektive Reaktion nur bestätigen. Als ich vom Jugendamt abgeholt und von meiner Familie getrennt wurde, hatte ich in meinem jugendlichen Leichtsinn geglaubt, weiterhin vom Großteil meiner Familie unterstützt zu werden. Niemals hätte ich zum damaligen Zeitpunkt gedacht, dass sich alle von mir abwenden würden. Ich war zutiefst verletzt, als ich erfuhr, wie wütend alle auf mich waren, weil ich freiwillig im Kinderheim bleiben wollte, obwohl es gleichzeitig sehr schwer für mich war, von meiner Familie getrennt zu werden. Niemand wollte wissen, wieso ich wirklich dort war. Niemand wollte mir in irgendeiner Form helfen, mit mir reden oder für mich da sein. Das Opfer in dem ganzen Szenario war nach Meinung meiner Familie nicht etwa ich als Kind, sondern meine erwachsenen Bezugspersonen, die natürlich am meisten unter den Umständen gelitten haben. Im Narrativ meiner Familie bin ich bis heute die »böse Tochter«, die Lügen erfunden hat, um ihrer Familie eins auszuwischen, und den Plan schmiedete, ins Heim zu gehen, um die Familie zu belasten. So viel taktisches Kalkül wurde mir da als Pubertierende zugetraut.

Als lügende, bösartige Manipulatorin wurde ich schon als Kind hingestellt. Mir wurde so oft unterstellt, die Erwachsenen gegeneinander auszuspielen und Lügen zu erzählen. Als ich dann ins Heim kam, wurde ich endgültig und für alle zur Projektionsfläche und regelrecht zum Feindbild. Alles wurde so verdreht und verleugnet, dass ich letztendlich die Übeltäterin war, der die armen Erwachsenen zum Opfer fielen. Ich nahm die Schuld wie immer bereitwillig auf mich und identifizierte mich mit der Rolle der bösen Tochter, die mir zugeschrieben wurde. Das war nicht schwer, schließlich kannte ich diese Rolle schon mein Leben lang. Ich fühlte mich schrecklich und war davon überzeugt, wirklich ein ganz schlechter Mensch zu sein. Es hat sehr viele Jahre gedauert, bis ich diese Schuldgefühle ablegen konnte und meinen Frieden mit der Aussicht machte, wohl nie wieder Kontakt oder gar Bindung zu meiner Familie herstellen zu können. Das konnte ich lange nicht akzeptieren, denn in mir lebte immer noch das kleine Mädchen, das so sehr von seinen Eltern geliebt werden wollte.

Wahrscheinlich leben viele Kinder in ähnlichen Familiendynamiken mit dieser Ablehnung und den damit verbundenen Schuld- und Schamgefühlen, obwohl sie eigentlich nur versuchen, Heilung zu finden. Es gibt viele »schwarze Schafe« da draußen, einige von ihnen halten gerade dieses Buch in der Hand und versuchen unermüdlich, einen Traumakreislauf zu durchbrechen, den sie nicht begonnen haben. Ich dachte früher oft, mit diesem Gefühl allein zu sein. Aber wir sind viele.

SOZIALE HERAUSFORDERUNGEN UND STIGMATISIERUNG

Neben den vielschichtigen psychischen und emotionalen Belastungen, die jeder Betroffene von Mehrfachtraumatisierungen in der Kindheit als Langzeitfolgen aufarbeiten muss, muss sich der Cycle-Breaker noch zusätzlichen Herausforderungen stellen, die als Folge seiner Rolle in der Familie häufig entstehen. Hierbei sind vor allem die sozialen Herausforderungen hervorzuheben, die die Heilung von Traumafolgen erschweren können. In gewaltbelasteten Familien erleben Kinder, die den Kreislauf der Gewalt zu durchbrechen versuchen, häufig soziale Isolation. Diese Isolation entsteht, wie wir jetzt wissen, weil sie sich gegen die etablierten Normen ihrer Familie stellen. Die Rolle des Verräters lastet meist schwer auf den Betroffenen, weil sie in der Regel nur Unterstützung und Verbundenheit zu ihren Familienmitgliedern suchen, indem sie sich öffnen. Sie beabsichtigen keinen Verrat und haben nicht das Ziel, irgendwen zu verletzen, sie suchen vielmehr Hilfe und Heilung. Stattdessen treffen sie auf Ablehnung, Ächtung oder gänzliche Ausgrenzung.[69]

Selbsthilfegruppen und externe Unterstützungssysteme können in dieser Situation eine entscheidende Rolle spielen, indem sie den Betroffenen die unterstützenden sozialen Netzwerke bieten, die sie zu Hause nicht finden. Soziale Netzwerke, egal, welcher Art, sind von hoher Wichtigkeit für Betroffene, da sie es ihnen ermöglichen, die Isolation zu durchbrechen und Zugang zu emotionaler Unterstützung zu erhalten, die sie dringend brauchen.[70]

Typischerweise haben Kinder aus solch instabilen Familien mit einem hohen Maß an Mehrfachtraumatisierungen und Gewalt ohnehin Schwierigkeiten, sich soziale Beziehungen aufzubauen. Cycle-Breaker fühlen sich häufig in einem Kreislauf von Missverständnissen und Fehldarstellungen gefangen, denen sie in ihrem Familiensystem immer wieder begegnen, was das Gefühl der Entfremdung weiter verstärkt.[71] Externe Unterstützungssysteme können also entscheidend zur Stabilisierung sozialer Beziehungen beitragen, indem sie Betroffenen ein Umfeld bieten, in welchem sie ihre Erfahrungen ohne Angst vor Verurteilung teilen können, was enorm wichtig für ihren Heilungsprozess ist.[72]

Ein weiterer Aspekt der sozialen Isolation ist die Stigmatisierung durch die Gesellschaft, die leider immer noch oft das (vermeintlich) harmonische Familienbild über die bittere individuelle Wahrheit stellt. Cycle-Breaker, die Missbrauch und Misshandlung offen ansprechen, werden häufig stigmatisiert, weil die Empörung über den Widerstand gegen die eigene Familie schwerer wiegt als die Empörung über Erwachsene, die Kinder misshandeln. Oft wird das als respektlose Aufmüpfigkeit wahrgenommen, die die tief verwurzelten Machtstrukturen in Familien angreift. Durch die schwarze Pädagogik, aber auch generell durch die prägenden Vorstellungen früherer Jahrzehnte und Jahrhunderte ist in vielen Menschen immer noch die Überzeugung tief verankert, dass Kinder sich ihren Eltern willenlos unterzuordnen und niemals Widerworte zu leisten haben. Ein Kind, das es wagt, die eigene Familie zu kritisieren oder sich gar gegen sie aufzulehnen, löst in einigen mehr Entsetzen aus als Eltern, die ihre Kinder misshandeln und missbrauchen.[73]

Betroffene, die nach Jahren von Gewalt und Missbrauch den Kontakt zu ihrer Familie abbrechen, sind weiterer Stigmatisierung ausgesetzt, weil es diese unterschwellige Anspruchshaltung gibt, Kinder seien ihren Eltern etwas schuldig. Denn wie kann ein Kind es wagen, den eigenen Eltern den Rücken zuzukehren, die es zur Welt brachten und ihm sein Leben schenkten? Mal abgesehen davon, dass kein Kind darum gebeten hat, geboren zu werden, und diese Entscheidung einzig und allein in der Verantwortung der Eltern liegt, klingt das auch immer nach einem Freifahrtschein für Eltern. Sie schenkten ihrem Kind das Leben und deshalb dürfen sie mit ihm machen, was sie wollen, während das Kind jegliches Recht auf einen eigenen Willen, eigene Grenzen und eigene Bedürfnisse verliert? Das entmenschlicht ein Kind ja beinahe und macht es eher zu Eigentum. Meines Erachtens kann die Fürsorge und Liebe eines Kindes gegenüber seinen Eltern nicht durch moralischen Druck und eine Art Unterwerfungspflicht erzwungen werden, sondern entsteht ohnehin ganz natürlich, wenn es eine gesunde Bindung zu seinen Eltern hat. Ich habe noch nie ein Kind kennengelernt, das sich von seinen Eltern abgewandt hat, obwohl es eine gute Beziehung und emotionale Verbundenheit zu ihnen hatte.

Wenn du selbst zu jenen gehörst, die sich von ihrer Familie abgewandt haben, bist du dieser Stigmatisierung bestimmt auch schon mal in irgendeiner Form begegnet. Ich bin mir sicher, dass du alles versucht hast, um eine Beziehung zu deiner Familie aufrechtzuerhalten und zu stärken. Manchmal laufen aber alle Versuche auf dasselbe Ergebnis hinaus, weil du gegen emotionale Mauern rennst, die kein Tor, ja nicht mal einen kleinen Riss haben, durch den du hindurchkommen könntest. Dabei erreichst du nichts, außer dass du dir immer wieder selbst Verletzungen zufügst, wenn du gegen diese Mauern rennst. Keine Beziehung, auch nicht die zu deinen Verwandten, ist den Preis der Selbstzerstörung und des Selbstbetrugs wert.

Diese Stigmatisierung erlebe ich leider auch häufig, nicht nur in meiner Familie, sondern auch gesellschaftlich. Wenn ich öffentlich Missbrauch innerhalb von Familien oder Kontaktabbruch zur Familie thematisiere, schlägt mir, neben den vielen lieben Rückmeldungen anderer Betroffener, auch oft viel Wut entgegen. Ich erstelle des Öfteren online Beiträge zu diesen Themen, und manchmal gehen diese, wie man heute so schön sagt, viral, werden also von Hunderttausenden Menschen gesehen, und das zieht natürlich nicht nur freundliches Feedback nach sich. Die meisten wuterfüllten Aussagen lauten inhaltlich dann ungefähr so: »Wie kannst du nur so undankbar sein, das sind deine Eltern, wie kannst du so über sie reden? Heutzutage haben Kinder ja gar keinen Respekt mehr und lassen ihre Eltern im Stich, nur weil sie ihren Willen nicht kriegen. Familie bleibt Familie, Blut ist dicker als Wasser, wie kannst du nur.« Das sind noch die milden Formulierungen. Wenn ich dann darauf hinweise, dass es durchaus Familien gibt, die ihren Kindern sehr schlimme Gewalt antun, auch sexuelle Gewalt, wird mir oft einfach unterstellt, dass ich lüge, weil das nicht stimmen könne.

Manchmal fasziniert es mich wirklich, wie stark der Mechanismus der Verleugnung sein kann. Als würde ich mit einer Mauer reden und es gäbe einfach kein Durchdringen, egal, was ich versuche. Es zeigt die starke Tabuisierung eines Themas, das endlich mehr Sichtbarkeit braucht. Wie sollen Kinder besser geschützt werden, wenn ihr Leid und ihr Elend einfach geleugnet werden? Wie sollen sie aus einem Umfeld voller Gewalt und Missbrauch gerettet werden, wenn so viele lieber wegschauen, weil sie die Realität nicht ertragen können? Wenn diese Realität schon in der Vorstellung für viele Erwachsene so unerträglich ist, vermag man sich dann nicht mal vorzustellen, wie unerträglich diese Realität für die Kinder ist, die sie Tag für Tag erleben müssen? Die Gesellschaft beziehungsweise jeder Einzelne, der dazugehört, muss aufhören, dort wegzuschauen, wo die Wirklichkeit hässlich und grausam ist. Durch Wegschauen verschwindet das Grausame nicht, sondern kann immer weiter wachsen und gedeihen. Wenn wir diese alte Tradition des Verleugnens und Schweigens nicht beenden, wird der Kreislauf aus Gewalt von Generation zu Generation immer wiederholt.

Cycle-Breaker leisten einen wichtigen Beitrag, um diesen Kreislauf zu durchbrechen, und die Gesellschaft sollte nicht sie verurteilen, sondern die Taten, die von ihnen aufgedeckt werden, und die Täter, die endlich als solche gesehen werden müssen, statt durch Schweigen geschützt zu werden. Sensibilisierungskampagnen, Bildungsprogramme und ein offener Austausch könnten helfen, gesellschaftliche Vorurteile abzubauen und ein unterstützendes Umfeld für Cycle-Breaker zu schaffen, um deren soziale Isolation zu verringern und Heilung zu fördern. Dafür braucht es vor allem eine Enttabuisierung von Themen wie Kindesmissbrauch und Kindesmisshandlung. Es braucht auch ein Umdenken hinsichtlich der Eltern-Kind-Beziehung und der bedingungslosen Unterwerfungspflicht, die vielen Kindern in dieser Beziehung zugeschrieben wird. Ein natürliches Machtgefälle zwischen Erwachsenen und Kindern ist wegen der Abhängigkeit des Kindes und seiner körperlichen Unterlegenheit sowieso immer gegeben, aber sollte es nicht gerade deswegen die Pflicht Erwachsener sein, die gesunde Entwicklung des Kindes und seinen Schutz in den Mittelpunkt der Eltern-Kind-Beziehung zu stellen? Wenn wir den Fokus wieder mehr auf eine echte emotionale Verbindung zwischen Eltern und Kind lenken, entsteht automatisch der Wunsch nach gegenseitiger Fürsorge und Loyalität, vielleicht viel eher und natürlicher, als wenn sie durch Machtkämpfe erzwungen werden.

DER CYCLE-BREAKER UND SEIN BEITRAG ZUR HEILUNG DES FAMILIENTRAUMAS

Der Beitrag des Cycle-Breakers zur Heilung des transgenerationalen Traumas in seiner Familie ist von entscheidender Bedeutung, da er durch das Aufdecken der Missstände ein offenes Gespräch über Gewalt und Missbrauch ermöglicht. Dieser Prozess kann die Kommunikation innerhalb der Familie verbessern, sofern die Familienmitglieder bereit dazu sind und sich dafür öffnen, die Barrieren des Schweigens zu überwinden.[74]

Die Thematisierung dieser Problematik führt dazu, dass Gewalt und Missbrauch in der Familiengeschichte sichtbar werden, was auch andere Opfer dazu ermutigen kann, ihre Erfahrungen zu teilen und die Familiendynamik zu reflektieren. Wir wissen bereits, dass das leider nicht immer möglich ist und die Aufdeckung der Missstände auch des Öfteren zur Ausgrenzung und Stigmatisierung des Cycle-Breakers führt statt zur gemeinsamen Reflexion und Heilung. Wenn die notwendige Bereitschaft zur Selbstreflexion in der Familie jedoch zumindest teilweise gegeben ist, fördert der Cycle-Breaker ein Umfeld der Offenheit und des Dialogs, das nicht nur das Verständnis innerhalb der Familie verbessert, sondern auch eine kollektive Heilung anstoßen kann.[75]

Der Schritt zur Durchbrechung der Kultur des Schweigens und zur Konfrontation mit den schädlichen Mustern in der Familie erfordert viel Mut, denn die Betroffenen setzen sich damit auch dem Risiko der Ablehnung aus. Der Schmerz, von der eigenen Familie abgelehnt zu werden, weil du über Verletzungen und Missstände sprechen möchtest, kann sehr groß sein, weil du mit deinem Handeln eigentlich die Versöhnung und Annäherung suchst. Die Konfrontation ist für ein klärendes Versöhnungsgespräch nötig, birgt aber auch das Risiko, dass deine eigentliche Absicht verkannt wird. Dieser Prozess ist wichtig, um die Vergangenheit aufzuarbeiten und neue Perspektiven für die Zukunft zu eröffnen. Selbst wenn du den Kreislauf der Gewalt erfolgreich durchbrichst, kann es natürlich sein, dass andere Familienmitglieder weiterhin an schädlichen Verhaltensmustern und Schutzstrategien zugunsten der Reputation der Familie und der Machtstrukturen sowie zum Schutz vor unangenehmen Gefühlen festhalten. Zu diesen Schutzmechanismen zählen Schweigen, Verdrängen, Verleugnen und vieles mehr. Dennoch ist dein Beitrag ein unglaublich wichtiger Schritt hin zur Heilung des Familientraumas.

Diese Konfrontation ermöglicht es erst, die Mechanismen der Traumatisierung zu erkennen und an ihrer Auflösung zu arbeiten, was langfristig zu gesünderen Beziehungsdynamiken, besserer Kommunikation und mehr emotionaler Nähe führen kann. Ohne das Aufdecken, ohne die Konfrontation mit dem Trauma kann keine Heilung angestoßen werden. Unsere Wunden können nicht heilen, solange wir leugnen, verletzt zu sein. Der Cycle-Breaker wirkt als Katalysator, der Veränderungsprozesse in Gang setzt und Raum für Heilung schafft. So kann er im besten Fall nicht nur seine eigenen Traumafolgen bewältigen und zukünftige Generationen positiv beeinflussen, sondern anderen Familienmitgliedern aus früheren Generationen ebenfalls dabei helfen, ihr Trauma zu überwinden.

Auch über die eigene Familie hinaus wird seine Heilung Menschen positiv beeinflussen und ermutigen, einfach weil er selbst emotional verfügbar und sicher für andere sein kann. Ob bewusst oder unbewusst, durch die Offenlegung regt der Cycle-Breaker andere Familienmitglieder und auch Außenstehende zur Auseinandersetzung mit den eigenen Traumata an, wodurch ein kollektives Bewusstsein und Heilung entstehen können.

Die individuelle Resilienz, also die psychische Widerstandskraft, kann hierbei sehr herausgefordert, aber auch gestärkt werden. Die Resilienz von Kindern, die Mehrfachtraumatisierungen erlebt haben, ist in der Regel nicht sehr stark ausgeprägt, weil sie Schutz- und Risikofaktoren in der Kindheit unterliegt. Die Entwicklung von Resilienz wird durch zwei Arten von Schutzfaktoren begünstigt oder beim Fehlen derselben entsprechend erschwert. Die sozialen Schutzfaktoren, insbesondere unterstützende und zugewandte Beziehungen, sind in dysfunktionalen Familien oft nicht gegeben, können aber im späteren Leben entstehen. Von hoher Wichtigkeit sind auch die personalen Schutzfaktoren, also diejenigen, die von innen heraus entstehen. Gemeint sind zum Beispiel Persönlichkeitsmerkmale und Bewältigungsstrategien wie eine ausgeprägte Selbstwahrnehmung oder Problemlösefähigkeit.[76]

Cycle-Breaker entwickeln oft Resilienzstrategien durch Selbstreflexion und das Erkennen eigener Bedürfnisse, um mit den emotionalen Belastungen umzugehen. Der Prozess der Selbstreflexion trägt entscheidend zur Entwicklung eines tieferen Selbstverständnisses bei, was der Heilung wiederum sehr dienlich ist.[77]

In manchen Familien, die eine gewisse emotionale Offenheit und Zugänglichkeit mitbringen, wenn auch nur wenig davon, kann der Cycle-Breaker eine Art Vorbildfunktion einnehmen. Diese Vorbildfunktion kann dazu führen, dass auch andere Familienmitglieder inspiriert werden, an ihrer persönlichen Heilung zu arbeiten, was insgesamt zu einer Stärkung der Resilienz innerhalb der Familie beiträgt.

Wie wir bereits wissen, ist das der Idealfall, der nicht in allen Familien realistisch und möglich ist. Es kann jedoch selbst in sehr dysfunktionalen und verschlossenen Familien mindestens ein weiteres Familienmitglied geben, das vom Cycle-Breaker ebenfalls zur Unterbrechung der gewohnten Muster inspiriert wird. Ob Betroffene durch ihre Offenlegung nur sich selbst, ihren eigenen Nachkommen, Außenstehenden oder auch nur einem einzigen weiteren Familienmitglied zur Heilung verhelfen, der Mut zahlt sich damit aus. Das Brechen des Schweigens lohnt sich in jedem Fall und kann dem Ziel der Heilung nur zuträglich sein.

Der Cycle-Breaker trägt auch durch die aktive Suche nach therapeutischer und sozialer Unterstützung zu einer Veränderung der gewohnten Dynamik bei, weil er gegen die üblichen Muster von Verschwiegenheit und Unterdrückung arbeitet. Damit trägt er natürlich zu seiner eigenen Stabilität und Heilung bei, schafft gleichzeitig aber auch ein Umfeld, in dem andere Familienmitglieder ermutigt werden, ebenfalls Hilfe in Anspruch zu nehmen.[78]

Durch sein eigenes Bemühen, Unterstützung zu suchen, wird innerhalb der Familie bestenfalls eine offenere Haltung gegenüber psychischer Gesundheit etabliert, die eine kontinuierliche Auseinandersetzung mit den Auswirkungen des transgenerationalen Traumas ermöglichen kann.

Der Beitrag des Cycle-Breakers zur Heilung des transgenerationalen Traumas in seiner Familie kann also unterschiedlich aussehen, ist aber in jedem Fall lohnenswert, auch wenn der Weg in manchen Familien sehr schwer sein kann. Je nachdem, wie die Familie mit der Offenlegung des Cycle-Breakers umgeht, können hieraus ein gemeinsamer Heilungsweg und engere Bindung entstehen oder aber eine Abgrenzung, Entfremdung und manchmal auch Trennung voneinander.

Letzteres passiert leider ziemlich häufig und möglicherweise bist du auch von diesem Szenario betroffen. Das schlimmstmögliche Ergebnis ist, dass sich deine gesamte Familie von dir abwendet, du zum verstoßenen »schwarzen Schaf« wirst und plötzlich ganz allein dastehst. Du überlegst dann vielleicht, ob deine Gefühle, Grenzen und Wünsche wirklich berechtigt sind oder ob du zu weit gegangen bist. Ob du nicht doch einen Weg finden könntest, dich unterzuordnen und anzupassen. Sicherlich gäbe es diesen Weg, und oft besteht er aus Kompromissen, die du gern für familiäre Beziehungen eingehst. Zwischen Kompromissen und einer gewissen Anpassung einerseits, die in jeder Beziehung hin und wieder nötig sind, und einer kompletten Selbstaufgabe andererseits liegt allerdings ein schmaler Grat. Jede Verbindung zu anderen, die es verlangt, dich selbst zu verleugnen, zu betrügen und deine Gefühle, Werte, Bedürfnisse und Grenzen dauerhaft zu untergraben, ist diesen Preis nicht wert. Du darfst dich selbst wichtig nehmen und es dir wert sein, dich zu achten. Keine Beziehung, egal, welcher Art, ist es wert, dass du dich darin selbst verlierst.

Der Umstand, keine Familie zu haben, ist auch heute noch manchmal sehr schwer und schmerzhaft für mich. Er führt zu einer Leere, einer Lücke im Herzen, die durch nichts anderes gefüllt werden kann. Mittlerweile bin ich eine erwachsene Frau, die auf ihren eigenen Beinen steht, und trotzdem fühle ich auch heute noch manchmal das kleine Mädchen in mir, das für immer auf der Suche nach familiärer Liebe und Wärme sein wird. Ich stelle mir eine liebende Familie wie ein Sicherheitsnetz im Leben vor. Wenn Krisen, Veränderungen und schmerzhafte Erfahrungen dich aus der Bahn werfen und du in den freien Fall gerätst, gibt es da immer noch dieses Sicherheitsnetz, das dich auffangen wird und einen zu harten Aufprall abfedert. Die zuverlässige Beständigkeit, die familiäre Beziehungen mit sich bringen können, vermag wohl keine andere Form von Beziehung zu geben. Zumindest ist das meine Vorstellung davon. Ich habe Freunde und Freundinnen, die zwar keine perfekten Familien, aber dennoch sehr liebende Eltern haben. Perfekt ist ohnehin niemand, aber liebend können wir sein. Ich beneide meine Freundinnen oft, die bei Problemen ihre Eltern oder andere Familienmitglieder anrufen können, die immer jemanden haben, der bereit ist, sie emotional zu stützen, die immer eine offene Tür finden, durch die sie in einen geschützten Raum fliehen können.

Ich möchte nicht neidisch sein, denn ich gönne jedem Menschen diese Form der Liebe, und trotzdem kann ich mich nicht von dem Gefühl der Sehnsucht befreien, das manchmal auch einen bitteren Nachgeschmack von Neid hinterlässt.

Natürlich könnte ich versuchen, Kontakt zu meiner Familie herzustellen, weiß aber, dass ich mich dafür selbst verleugnen und komplett aufgeben müsste, dass ich mein Trauma niemals mit ihnen besprechen könnte, sondern mich dem Schweigen anschließen müsste. Darüber hinaus müsste ich die Fehldarstellungen, Verdrehungen und Verspottung meiner Erfahrungen einfach hinnehmen und wieder meine eigenen Gefühle und Grenzen übergehen. Dieser Preis des Selbstbetruges ist mir zu hoch, denn er würde mich auch meine eigene Heilung kosten. Diese Selbstverleugnung würde meinen Heilungsprozess nicht nur bremsen, sondern unmöglich machen, und wahrscheinlich würde sie mich viele Schritte zurückwerfen.

Ich erzähle dir das, weil du vielleicht in einer ähnlichen Lage bist oder jemanden kennst, der es ist. Früher hätte ich den Preis gern gezahlt, und ich habe es ja auch immer wieder versucht, weil ich glaubte, ohne meine Familie niemals glücklich und heil werden zu können. Ich glaubte daran, dass ich diejenige war, die allein für alle familiären Konflikte die Verantwortung und Schuld trug. Ich dachte, diese Last nur loswerden zu können, wenn meine Familie mir meine »Fehler« verzeihen und mich dann vielleicht doch endlich lieben würde. Wenn ich nur genauso werden könnte, wie sie mich haben wollten, dann würde bestimmt alles gut werden, weil dieses quälende Loch in meinem Herzen endlich wieder gestopft werden würde.

Ich habe es versucht, begann eine Ausbildung und einen beruflichen Weg, der überhaupt nicht mir, dafür aber genau den Ansprüchen meiner Familie entsprach, suchte immer wieder den Kontakt und verlor kein Wort über die Vergangenheit oder mein Befinden. Ich spielte die glückliche und fröhliche Tochter, mit der man Spaß haben und feiern kann, die keine Probleme und immer beste Laune hat. Ich gab die Tochter, die sich keine Widerworte erlaubt und keine eigene, gar abweichende Meinung zu kritischen Themen hat. Ich hörte mir die Probleme der anderen an und stimmte allem zu, was gesagt wurde. Konflikte wurden totgeschwiegen und ich fiel in das bedrückende, altbekannte Schweigen ein. Ich verlor kein Wort über meine Kindheit oder meine psychischen Probleme, die ich wegen dieser Kindheit hatte. Der kurze Kontakt war geprägt von Oberflächlichkeit, Belanglosigkeiten und Heuchelei.

Das habe ich nicht lange aushalten können. Sobald ich anfing, mir doch wieder selbst treu zu werden, meine Meinung zu äußern, auch mal ein kritisches Wort zu verlieren, für mich einzustehen, über meine wahren beruflichen Träume und auch meine Probleme zu sprechen, wendete sich das Blatt sehr schnell wieder. Ich war an einem Punkt der Selbstaufgabe angekommen, der mich innerlich zu zerreißen drohte, und ich konnte mich nicht länger so verbiegen. Echte Liebe und die Wärme, nach der ich mich so sehnte, würde ich doch niemals in Beziehungen finden können, in denen ich nicht ich selbst sein darf. Je älter ich wurde, umso mehr wuchs dieser Gedanke zu einer Gewissheit heran.

Wenn du für das geliebt werden willst, was du wirklich bist, musst du den Mut finden, alle Facetten deines Selbst zu leben und zu dir zu stehen. Nur wenn du dir selbst treu bleibst, wenn du dein echtes Selbst ausdrückst und verwirklichst, nur dann wirst du wahre Erfüllung und wahre Liebe finden. Tief in mir wusste ich, dass das stimmt und dass ich mich selbst in dem Versuch verlor, jemand zu sein, den sie lieben konnten, aber der so weit entfernt von meinem echten Ich war. Ich spürte, dass ich mich selbst verlassen müsste, um nicht von ihnen verlassen zu werden. In meinem ganzen Leben habe ich mich selbst für andere immer wieder verlassen, was ein Leichtes für mich war. Schließlich verachtete ich mich selbst schon, seit ich mich erinnern konnte.

Wegen seiner erbärmlichen Schwäche und Unfähigkeit, sich zu widersetzen, hatte ich mich längst von meinem Körper getrennt. Seit ich das erste Mal aus mir ausstieg und mir mit Verachtung zusah, hatte ich mich verlassen. Ich vergrößerte den Abstand zu meinem Körper, ich wollte so weit weg von ihm wie nur möglich, am liebsten wollte ich ihn einfach für immer dort liegen lassen. Als Jugendliche verließ ich mich selbst, als ich lernte, meine Verletzlichkeit zu verdrängen und alles zu tun, um dazuzugehören. Im Heim wurde ich vergewaltigt, was ich damals nicht verstand, weil ich eigentlich verliebt in den Täter war. Ich wollte es nicht, wimmerte leise »Nein, bitte nicht«, aber das reichte für ihn nicht. Ich erstarrte einfach, statt mich zu wehren. Da stand ich wieder neben mir und verabscheute meinen Körper, der wie eine mit Sand gefüllte Puppe seltsam verbogen in meinem Heimzimmer lag. Ich nahm Drogen, trank viel zu viel Alkohol, verletzte mich immer wieder und immer heftiger selbst, ich machte jeden Blödsinn mit, um nur irgendwie akzeptiert zu werden. Als junge Frau gab ich sämtliche meiner Grenzen für die falschen Männer auf und ließ mich behandeln wie Dreck. Ich versuchte mein Leben lang ständig, mir selbst zu entkommen. Ja, ich war ausgezeichnet gut darin, mich selbst zu verlassen.

Es sollte Jahre dauern, aber irgendwann versuchte ich, eine Art Waffenstillstand mit mir zu vereinbaren, weil ich so erschöpft vom Krieg gegen mich selbst war. Und eines Tages beschloss ich sogar, bei mir zu bleiben, statt mich abermals selbst zu verlassen. Ich beschloss, mit mir und diesem Körper Frieden zu schließen. Das war der Tag, an dem ich den Kampf um meine Familie und andere aufgab und mich stattdessen für mich und meine Heilung entschied. Dafür musste ich zuerst den Mut finden, mir meine innere Welt, die von Dunkelheit und Monstern gefüllt war, anzuschauen. Ich musste anerkennen, wo ich innerlich wirklich stand, welche Ketten der Vergangenheit mich festhielten und welche Wesen mich umgaben, die mir so schreckliche Angst machten. Ich musste hineinschauen in mein dunkles inneres Gefängnis, umgeben von grusligen Wächtern.

5. KAPITEL

LANGZEITFOLGEN VON KINDHEITSTRAUMATA

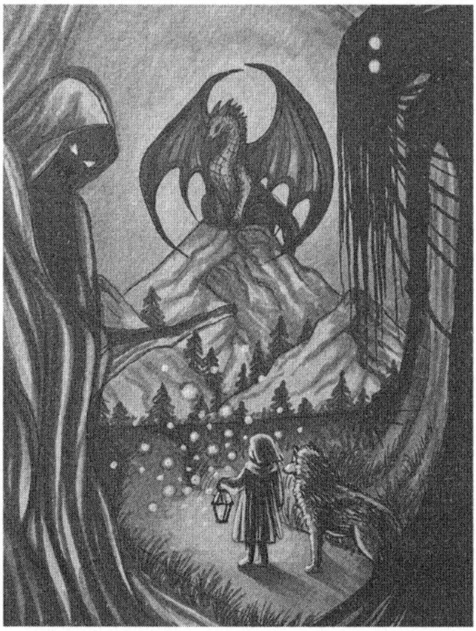

»Diese Welt ist gruselig und überall sind Monster, die mich verfolgen«, sagte das Mädchen ängstlich. »Die Monster wollen nur gesehen werden, sie sind einsam, aber nicht böse. Deine Welt ist nur gruselig, weil es hier weder Licht noch Blumen gibt, deshalb sind wir hier. Hab Geduld, du beginnst gerade erst diesen Ort zu verändern«, flüsterte der Wolf zurück.

Nachdem wir uns bereits mit der Geschichte der Kindererziehung auseinandergesetzt haben, schauen wir uns im Folgenden genauer an, wie die Praktiken der schwarzen Pädagogik zu psychischen Störungen, Beziehungsunfähigkeiten und emotionalen Defiziten geführt haben, die nicht nur die Kindheit, sondern auch das Erwachsenenleben der Betroffenen nachhaltig beeinflussen und prägen. Es kann sein, dass du dich in diesem Kapitel an der ein oder anderen Stelle selbst wiedererkennst. Wenn deine Kindheit von schwarzer Pädagogik, psychischer und körperlicher Gewalt und vielleicht sogar sexuellem Missbrauch geprägt war, ist es sogar sehr wahrscheinlich, dass du heute in manchen Bereichen deines Lebens wiederkehrende psychische und emotionale Probleme hast. Wie stark die Langzeitfolgen in deinem Leben präsent sind, hängt natürlich von vielen Faktoren ab. Hier spielen einerseits deine Gene eine wichtige Rolle, aber auch viele Aspekte des Umfelds, in dem du groß geworden bist. Neben den negativen Einwirkungen von Gewalt kann es zum Beispiel auch positive Ressourcen in deiner Kindheit gegeben haben, die den negativen Auswirkungen entgegengesteuert haben.

Vielleicht hattest du außerhalb deiner Familie weitere erwachsene Bezugspersonen, die dir Sicherheit geben konnten, vielleicht hattest du Hobbys, in die du dich flüchten konntest, oder Freunde, die dir regelmäßig Gründe zum Lachen gaben. Das sind Beispiele für weitere Faktoren, die einen entscheidenden Einfluss auf deine Entwicklung und auch die Ausprägung deines Traumas genommen haben können.

Im Rahmen der schwarzen Pädagogik war es ausdrücklich erwünscht, ein Minderwertigkeitsgefühl im Kind zu entwickeln, weil man dachte, das Kind auf diese Weise motivieren zu können. Wie du weißt, führen die systematische Abwertung und Ablehnung eines Kindes zwangsläufig dazu, dass es keinen stabilen Selbstwert entwickeln kann. Kinder sind in jeder Hinsicht abhängig von ihren erwachsenen Bezugspersonen, auch emotional. Ein Kind neigt dazu, die Bindung zu der Bezugsperson um jeden Preis sichern zu wollen, eben weil es abhängig davon ist. Diese gewaltvollen Praktiken, ob körperlich oder psychisch, haben tiefgreifende schädliche Auswirkungen auf das Selbstwertgefühl und führen zu einer verstärkten

Abhängigkeit von Autoritätspersonen und zu dem ständigen aussichtslosen Versuch, den eigenen Wert zu beweisen und sich die Liebe der Bezugspersonen zu verdienen. Dieses Muster ist auch in vielen erwachsenen Menschen erkennbar, die ihren gesamten Selbstwert von ihrer Leistung und ihren Ergebnissen abhängig machen und ständig danach streben, mehr zu erreichen, noch erfolgreicher zu sein, mehr Besitz zu haben, mehr Anerkennung und Status zu bekommen. Gleichzeitig gibt es vor allem im Arbeitskontext eine Überempfindlichkeit für Kritik, einen Hang zu Perfektionismus und eine beinahe panische Angst vor Fehlern. Die vielen Formen der emotionalen Manipulation durch Liebesentzug, Abwertung und Ausgrenzung nutzten das Bedürfnis der Kinder nach Bestätigung und Anerkennung aus, um Gehorsam zu erzwingen, was zur Folge hatte, dass die Kinder – und später die Erwachsenen – stark auf die Anerkennung durch Autoritätspersonen angewiesen waren beziehungsweise sind und dauerhafte Minderwertigkeitsgefühle entwickelten.[79]

Wir werfen in den folgenden Kapiteln einen differenzierten Blick auf die einzelnen Aspekte, die zu Kindheitstraumata führen können, und darauf, welche Langzeitfolgen sich typischerweise im Leben der Betroffenen manifestieren. Je nachdem, was du erlebt hast, wirst du dich nur in manchen wenigen oder auch in vielen der genannten Punkte wiedererkennen. So unterschiedlich und multifaktoriell ein Entwicklungstrauma aussehen kann, so individuell und verschieden können die Folgen sein, mit denen Betroffene leben.

LANGZEITFOLGEN VON SCHWARZER PÄDAGOGIK, GEWALT UND MISSBRAUCH

Eine von Gewalt, Angst und ständiger Bedrohung geprägte Entwicklung kann zu Traumafolgestörungen wie posttraumatischen Belastungsstörungen (PTBS) führen. Diese äußern sich unter anderem in Flashbacks, dauerhafter Angst, erhöhter Alarmbereitschaft und der ständigen Erwartung von Gefahren. Ein Leben in Alarmbereitschaft lässt wenig Raum für Entspannung, Vertrauen und Freude; ein übererregtes Nervensystem geht mit innerer Unruhe und Schlafproblemen einher. Im Kontext von Entwicklungstrauma entsteht häufig eine komplexe PTBS (kPTBS), die zusätzliche Symptome aufweist.[80]

Depressionen sind eine häufige Folge gewaltbasierter Erziehung, geprägt von Gefühlen der Wertlosigkeit, Schuld und Hilflosigkeit, die bis ins Erwachsenenalter fortbestehen können. Kinder, die fortwährend abgewertet oder ignoriert werden, entwickeln oft ein negatives Selbstbild und ein geringes Selbstwertgefühl, was zu einer inneren Distanzierung von sich selbst führt.

Angststörungen sind ebenfalls weit verbreitet: Betroffene entwickeln oft Sorgen und Phobien, die soziale Interaktionen erschweren. Soziale Ängste, insbesondere die Angst vor Bewertung, führen häufig zur Vermeidung sozialer Situationen, was die Ängste verstärkt. Dieser Teufelskreis kann die soziale Isolation und das Gefühl der Ausgeschlossenheit verstärken, was sich bis ins Erwachsenenalter fortsetzt.[81]

Verhaltensauffälligkeiten zeigen sich oft als direkte Reaktion auf erlebte Gewalt. Aggressives Verhalten kann sich bei Kindern, die oft Bedrohung durch Gewalt ausgesetzt sind, als Schutzmechanismus entwickeln. Kinder, die dieses Verhalten vorgelebt bekommen, sehen Gewalt eher als legitimes Mittel der Konfliktlösung.

In meinem Austausch mit Betroffenen wurden auch immer wieder ganze Pakete an Diagnosen und Traumafolgestörungen erkennbar, die viele Betroffene mit sich herumtragen. Auf die Frage nach ihren Diagnosen bekam ich unter anderem folgende Antworten:

»Ich habe die Diagnosen Depression, Borderline und kPTBS. Später wurde Borderline durch ADHS ersetzt, aufgrund einer intensiven psychologischen Testung. Schlafstörungen habe ich manchmal noch. Dissoziationen und Flashbacks habe ich in der Regel durch starke Trigger. Funktionelle Magen-Darm-Beschwerden bestehen durchgehend seit dem 14. Lebensjahr.«

»PTBS, Borderline, ADHS, Depressionen, Schlafstörungen, Essstörung sind meine Diagnosen.«

»Zu meinen gesundheitlichen Problemen gehören die komplexe PTBS, Panikattacken, Depression, Schlafstörungen, auch körperliche Erkrankungen (Hashimoto, Tinnitus, Asthma).«

»Ich habe eine generalisierte Angststörung, wiederkehrende Depression, kPTBS und immer wieder auch Schlafprobleme.«

»Angst- und Panikattacken, Sozialphobie, kPTBS, Essstörung, damit hab ich am meisten zu kämpfen.«

Wie ist das bei dir? Welche Diagnosen hast du vielleicht schon bekommen? – Diagnosen sind meines Erachtens einerseits durchaus hilfreich, um sich selbst besser verstehen und die richtige Hilfe in Anspruch nehmen zu können. Andererseits versteckt sich dahinter auch das Risiko, sich selbst auf eine Diagnose zu reduzieren.

Ich sammelte im Laufe meines Lebens allerhand Diagnosen von Depression bis zu Angst- und Essstörungen. Auch Borderline wurde in den Raum gestellt, aber wahrscheinlich mit einer komplexen PTBS und ADHS verwechselt, wie ich später lernen sollte. Ich vermied Diagnosen irgendwann weitgehend, weil ich merkte, dass die Worte »krank« und »gestört« zunehmend mit meinem Selbstbild verschmolzen und mir nicht guttaten. Jedem geht es damit anders und das ist okay. Ich für meinen Teil wollte nur noch verstehen, welche Bedeutung meine Symptome hatten, woher sie kamen und wie ich sie besser händeln könnte.

Egal, welche Diagnosen du vielleicht im Laufe deines Lebens schon bekommen hast, ich möchte dich daran erinnern, dass du sehr viel mehr bist als das. Zu dir gehören so viele Facetten deiner Persönlichkeit, die weit über Diagnosen hinausgehen. Du bist nicht kaputt oder ein hoffnungsloser Fall, du bist ein Mensch, der sehr verletzt wurde und nun dabei ist, seine Wunden zu versorgen. Das allein ist ein Zeichen von Stärke, und ich wünsche mir für dich, dass du dich selbst wohlwollender und umfassender sehen kannst, als die engen Rahmen einer Diagnose es manchmal zulassen.

In meiner Biografie kann ich vor allem in meiner Jugend ganz klar Verhaltensauffälligkeiten erkennen. Ich war eigentlich ein sehr ängstliches und ruhiges Kind, beobachtete in der Schule aber früh, dass Kinder, die aggressiv, laut und wehrhaft auftraten, nicht angegriffen und sogar von Gleichaltrigen sehr nett behandelt wurden. In meinem Weltbild gab es damals nur zwei Arten von Menschen: Täter und Opfer; und ich wusste, dass ich mein Leben lang schon Opfer gewesen war. Wenn ich also kein Opfer mehr sein wollte, musste ich die Seite wechseln. Ich musste gewaltvoll und aggressiv werden, damit mich niemand mehr als Opfer in Betracht ziehen würde. Dieses kleine, schwache und ängstliche Mädchen, das ich so oft war und dessen Körper sich nicht wehrte, durfte nie wieder zum Vorschein kommen. Ich hatte mich ohnehin schon längst von ihm getrennt; doch da wir uns leider einen Körper teilen mussten, sperrte ich es einfach tief in mir ein, legte es in Ketten und schwor mir, nie wieder schwach zu werden.

Und so begann ich ungefähr ab der 6. Klasse, lauter und aggressiv zu werden. Anfangs fühlte sich das unsicher an, verschmolz dann aber schnell mit meiner Persönlichkeit. Dieses Verhalten verschärfte sich mit den Jahren, und ich scheute nicht davor zurück, andere körperlich anzugreifen. Hauptsache, niemand würde mich je wieder als potenzielles Opfer sehen. Ich wurde zu einer Jugendlichen, die furchtlos und cool wirkte. Aber nachts, wenn ich allein in meinem Heimzimmer war, konnte man mich ganz leise unter meiner Decke weinen hören. Nachts, wenn die Albträume mich heimsuchten und niemand zusah, zitterte und wimmerte mein Körper, und ich war wieder das kleine Kind, das sich hinter einer Festung aus Kuscheltieren verstecken wollte. Ganz still und heimlich war ich nämlich immer noch das kleine Mädchen, das ich trotz aller Bemühungen nie ganz loswerden konnte. Ich lernte nur, diesen Teil von mir vor der Welt zu verstecken. Schon damals im Kinderheim habe ich gemerkt, dass viele der Kinder und Jugendlichen genauso waren wie ich. Sehr explosiv, aggressiv und zu Gewalt neigend, aber eigentlich zutiefst verletzt, unsicher, rastlos, ängstlich und vom Leben enttäuscht. Wir vertrauten uns einander an, ich weinte manchmal heimlich mit ihnen, und es gab sonst niemanden, dem wir diese echte, verletzte Seite gezeigt hätten. Ich bin heute sehr froh, dass ich mit diesen anderen Kindern in meiner Jugend zusammenlebte; auch wenn es oft anstrengend war, so verband uns doch ein gegenseitiges Verständnis für unseren Schmerz, das heilsamer war, als ich damals wusste.

ENTWICKLUNGSTRAUMA UND BINDUNGSTRAUMA

Bindungstrauma und Entwicklungstrauma gehen meist Hand in Hand und sind zentrale Konzepte in der Psychotraumatologie, die die langfristigen Auswirkungen von sich wiederholenden traumatischen Erfahrungen während der Kindheit verdeutlichen. »Entwicklungstrauma« bedeutet, dass das Kind in seiner gesunden Entwicklung in den ersten Lebensjahren durch Traumata gestört wird. Ein Bindungstrauma entsteht durch den Verlust oder die Störung einer sicheren frühen Bindung und führt häufig zu unsicheren Bindungsmustern, was langfristig emotionale und soziale Probleme verursachen kann. Wenn die Bindungspersonen die Quelle der sich wiederholenden Gefahr sind, vermischen sich Bindungstrauma und Entwicklungstrauma. Die Bedrohung durch Gewalt, Misshandlung, Missbrauch, Vernachlässigung und der Mangel an emotionaler Verfügbarkeit der Bezugspersonen verhindern die Entwicklung eines grundlegenden Urvertrauens und die Entwicklung eines sicheren Bindungsmusters, das essenziell für eine gesunde psychische Entwicklung ist.[82]

Ein Bindungstrauma beschreibt also vor allem die Entwicklung eines unsicheren, ungesunden Bindungsmusters aufgrund unsicherer, instabiler oder gar bedrohlicher Beziehungen zu Bezugspersonen in der frühen Kindheit. Die Folgen zeigen sich im späteren Leben vor allem in Beziehungen, beispielsweise in mangelndem Vertrauen oder in Schwierigkeiten damit, Bedürfnisse und Grenzen zu kommunizieren. Das Konzept des Entwicklungstraumas hingegen bezieht sich auf wiederholte, lang andauernde traumatische Erlebnisse in der Kindheit, wie sexuelle, körperliche und emotionale Gewalt, die durch eine Kombination aus chronischem Stress und fehlenden Bewältigungsressourcen gekennzeichnet sind. Die Folgen zeigen sich im späteren Leben auch außerhalb von Beziehungskontexten, beispielsweise durch erhöhte Schreckhaftigkeit, Flashbacks, ein übererregtes Nervensystem, geringe Stresstoleranz und Ähnliches.[83]

Zentrale Merkmale von Entwicklungstraumata sind die hohe Häufigkeit und die Dauer der traumatischen Ereignisse, die die Bewältigungsmöglichkeiten des Kindes übersteigen und somit eine dauerhafte Überlastung des Gehirns und Nervensystems verursachen, was wiederum schädliche Auswirkungen auf die Entwicklung hat. Die Schwere der Langzeitfolgen ist unter anderem davon abhängig, ob das Kind schützende Ressourcen zur Verfügung hat, wozu vor allem soziale Unterstützung gehört. Ein besonders hoher Risikofaktor ist demnach das Fehlen sozialer Unterstützung, was beispielsweise der Fall ist, wenn die Gewalt von den engen Bezugspersonen ausgeht, diese also gleichzeitig das primäre soziale Umfeld und die Quelle der Gefahr sind. Bindungs- und Entwicklungstrauma verschmelzen in diesem Fall, was beträchtliche Folgen haben kann, da unsichere Bindungen die Fähigkeit zur Bewältigung der traumatischen Ereignisse verringern und die negativen Auswirkungen verstärken können.

Gleichzeitig können chronische traumatische Erfahrungen bestehende Bindungstraumata verstärken, indem sie das Vertrauen in die Bezugspersonen immer weiter schwächen und zerstören.[84]

AUSWIRKUNGEN VON SEXUELLEM KINDESMISSBRAUCH

Sexueller Kindesmissbrauch zählt zu den schwerwiegendsten Formen von Kindheitstraumata und hat erhebliche Auswirkungen auf die psychische Gesundheit der Betroffenen und kann sich, wie jede schwere Traumafolgestörung, auch in körperlichen Gesundheitsproblemen manifestieren.

Eine häufige Folge ist die Entwicklung einer posttraumatischen Belastungsstörung (PTBS), die durch Symptome wie intrusive Erinnerungen (Flashbacks), Vermeidungsverhalten und Hyperarousal (Übererregbarkeit des autonomen Nervensystems) gekennzeichnet ist. Intrusionen, also das wiederholte, ungewollte Erleben traumatischer Erinnerungen in Form von Flashbacks oder Albträumen, verursachen bei Betroffenen erhebliche emotionale Belastungen. Hinzu kommt Hypervigilanz, das heißt eine übermäßige Wachsamkeit in Verbindung mit einer erhöhten Schreckhaftigkeit, außerdem eine hohe emotionale Reizbarkeit und Schlafstörungen. Diese physiologische Reaktion resultiert aus einer dauerhaften Aktivierung des Stresssystems während der Kindheit, die irgendwann chronifiziert wurde. Sie erhöht auch das Risiko für körperliche Folgeerkrankungen.[85]

Wie zeigt sich das nun im Alltag? Für mich persönlich ist diese permanente Überwachsamkeit eine der größten Belastungen, weil ich mich nie wirklich sicher und geborgen fühlen kann, egal, wo, und egal, bei wem, ich kann mich nicht fallen lassen, zur Ruhe kommen, vertrauen oder mich gar auf jemand anderen verlassen. Schon der Gedanke daran bereitet mir Panik. Ich erschrecke mich so leicht, bin wahnsinnig schnell reizüberflutet, weil mein Gehirn alle Reize der Umgebung doppelt abscannt und nach potenziellen Gefahren sucht, nehme jede kleinste Veränderung in der Stimmung einer Person wahr, habe einen sehr unruhigen, leichten Schlaf und generell Schlafprobleme und wiederkehrende Albträume. Ich lebe ständig in einer Habachtstellung. Das macht alltägliche Situationen manchmal zu großen Herausforderungen, beispielsweise das Einkaufengehen. Wenn zu viele Menschen zu nah um mich herum sind und ich das Gefühl habe, nicht entkommen zu können, kann meine Unruhe zu Angst und die Angst zu Panik werden. Das ist auch in vollen öffentlichen Verkehrsmitteln manchmal sehr herausfordernd, auch wenn ich mittlerweile besser damit umgehen kann als früher. Höre ich im Hausflur des Mehrfamilienhauses, in dem ich wohne, jemanden die Treppe hoch- oder runtereilen, werde ich sehr nervös. Wenn irgendwo im Haus eine Tür knallt, zucke ich zusammen. Sobald ich einen Schlüssel in der Tür höre, weil jemand nach Hause kommt, rast mein Puls.

In Beziehungen ist es am schlimmsten für mich. Mein inneres Alarmsystem läuft permanent auf Hochtouren, ich kann nicht vertrauen, erwarte ständig eine Verletzung, ein Verlassenwerden oder Gewaltausbrüche. Wenn ich überhaupt jemanden an mich heranlasse, überanalysiere ich jede noch so kleine Kleinigkeit, suche regelrecht nach Anzeichen für eine drohende Gefahr, bin extrem empfindlich, habe viel Angst und sabotiere dadurch meine Beziehungen. Ich zweifle ständig an den guten Absichten anderer Menschen mir gegenüber und stelle die Gefühle und Ehrlichkeit anderer infrage.

Ich könnte noch unzählige weitere Beispiele aufzählen, weil diese erhöhte Wachsamkeit mein ständiger Begleiter ist. Das ist anstrengend und ermüdend, und ich wünsche mir ehrlich gesagt nichts mehr, als mich einmal so richtig sicher zu fühlen und mich auch auf andere verlassen zu können, die Kontrolle abzugeben und zu vertrauen. Stattdessen ziehe ich mich zurück, wenn es mir schlecht geht, verschließe mich, weil ich niemanden belasten will, und fliehe aus Beziehungen. Die dauerhafte Übererregung und übermäßige Wachsamkeit sind ein sehr hartnäckiger Begleiter, der ständig hinter mir läuft, egal, wohin ich gehe. Er ist mein überempfindlicher Wächter, der überall potenzielle Bedrohungen sieht und leider zwischen dem Biss einer Ameise und dem eines Tigers nicht unterscheiden kann. Die Ameise ist für ihn genauso lebensgefährlich wie der Tiger. Mittlerweile kann ich zwar besser mit ihm leben, aber er macht es mir trotzdem schwer, zur Ruhe zu kommen, und er macht es mir so gut wie unmöglich, zu vertrauen und mich auf einen anderen Menschen zu verlassen. Für mein Nervensystem sind Bindung und Gefahr einfach untrennbar miteinander verbunden.

Manche sagen, sich nicht auf andere zu verlassen, ist eine Stärke. In meinem Leben habe ich schon oft das Kompliment bekommen, besonders stark zu sein, weil ich immer alles allein schaffe, jede Krise gemeistert und nie aufgegeben habe. Ich weiß, dass diese Aussage nett gemeint ist, aber sie versetzt mir immer einen kleinen Schlag in die Magengrube, weil sie mich an meine größte Sehnsucht erinnert. Denn die Wahrheit ist, dass ich es so verdammt satthabe, stark sein zu müssen, und vielleicht war ich es auch nie wirklich. Ich war einfach früh auf mich allein gestellt, konnte mich auf niemanden verlassen und hatte gar keine andere Wahl, als stark zu sein. Sich selbst in der tiefsten Dunkelheit immer und immer wieder zum Weitergehen ermutigen zu müssen, während ein anderer Teil in einem einfach nur aufgeben will, ist extrem kräftezehrend. Wenn niemand da ist, an den du dich zwischendurch mal anlehnen oder auf den du dich stützen kannst, droht dich jedes Wanken zu Fall zu bringen. Und dann liegst du da in all deinen zerbrochenen Einzelteilen und musst dich wieder selbst aufsammeln – und wieder und wieder. Nein, ich will nicht mehr stark sein, ich bin so erschöpft davon.

Die permanente Überwachsamkeit, die damit einhergehende ständige, oft sehr irrationale Angst, Flashbacks und mein Mangel an Vertrauen sind für mich die schwersten Belastungen, mit denen ich als Folge des Missbrauchs leben muss. Sie treten vor allem in Beziehungen auf und erschweren sie mir enorm, weil ich mich nach Nähe sehne, aber gleichzeitig so viel Angst davor habe.

Sexueller Kindesmissbrauch erschwert Betroffenen nachhaltig die Gestaltung zwischenmenschlicher Beziehungen durch die unterschiedlichen Langzeitfolgen. Häufig zeigen sich unsichere Bindungsmuster, ein ausgeprägtes Misstrauen, Unsicherheit und Schwierigkeiten, tragfähige Beziehungen aufzubauen und Nähe zuzulassen. Diese Probleme lassen sich unter anderem auf die Erfahrung von Machtmissbrauch und Verrat durch Bezugspersonen zurückführen.[86] Unsichere Bindungsmuster beruhen oft auf einem Verlust des frühkindlichen Urvertrauens, vor allem wenn Bezugspersonen nicht nur dabei versagten, Schutz zu bieten, sondern selbst Täter oder Täterinnen waren. Betroffene haben auch häufig Schwierigkeiten, emotionale und körperliche Intimität zuzulassen, was zu Beziehungsproblemen beitragen kann. Soziale Beziehungen aller Art werden generell eher als Bedrohung und potenziell gefährlich wahrgenommen, weshalb auch Freundschaften oder soziale Situationen im Allgemeinen mit besonderen Herausforderungen verbunden sein können.[87]

Sexueller Kindesmissbrauch hinterlässt, wie jede Form der Gewalt, tiefe Spuren im Leben Betroffener. Diese Form der Gewalt ist zusätzlich verbunden mit einer schweren Scham, die wie eine riesige Bleikugel an den Seelen ihrer Opfer hängt und sie zu lähmen droht. Es ist, als würde deine Seele verwundet werden und gleichzeitig eine Wundheilungsstörung entwickeln. Die Wunde entzündet sich immer wieder, sie klafft fortwährend auseinander und das Gewebe wächst einfach nicht mehr zusammen. Die Verletzungen werden chronisch, und alles, was du tun kannst, ist, sie immer wieder und wieder zu versorgen, zu reinigen und neu zu verbinden, um Entzündungen in Schach zu halten und eine Blutvergiftung zu vermeiden. Du kannst lernen, mit ihnen zu leben und den Schmerz zu begrenzen, aber die Wunden werden nie zu Narben. Du heilst womöglich nie gänzlich, und trotzdem kannst du lernen, bestmöglich mit den Verletzungen umzugehen und sie zu lindern. Dich selbst dafür fertigzumachen, dass du diese Wunden hast, dich anzuklagen und anzuschreien, warum du denn immer noch nicht geheilt und normal bist, das wird nicht zur Linderung deines Schmerzes beitragen.

Für mich war es ein langer Weg, bis ich endlich annehmen konnte, dass ich niemals komplett, nie zu 100 Prozent von diesem Schmerz befreit sein werde. Ich werde vielleicht mein Leben lang Angst vor Nähe haben, körperliche Nähe kaum aushalten und sie gleichzeitig wollen, alte Emotionen und Flashbacks erleben, die mir die Luft zum Atmen rauben, von Albträumen aus meinem leichten Schlaf gerissen werden, immer wieder nachts von Angst gelähmt im Bett liegen, unfähig, einzuschlafen. Es wird mir wahrscheinlich immer schwerfallen, zu vertrauen, auf Kontrolle zu verzichten und loszulassen, und ich werde niemals komplett »normal« sein, was ich so lange unbedingt wollte. Manche meiner Wunden werden nie ganz verheilen, und heute weiß ich, dass das auch okay ist, dass ich trotzdem okay bin.

Manchmal gehört es eben auch zum Heilungsprozess dazu, zu akzeptieren, dass manche Verletzungen niemals ganz heilen werden. Der sogenannte »einfache« sexuelle Kindesmissbrauch verjährt nach zehn Jahren, der »schwere« nach zwanzig Jahren. »Verjährung« – was für ein Wort, das so zynisch in den Ohren eines Opfers klingt. Nach zwanzig Jahren ist es also spätestens vorbei, all der Schmerz vorüber, vergessen, als wäre es nie passiert, verjährt eben. Die meisten Täter leben ihr Leben sowieso weiter, als wäre nie etwas gewesen, sie werden nie bestraft, nie zur Verantwortung gezogen und müssen nach einer bestimmten Zeit auch keine juristische Konsequenz mehr fürchten. Über die Täter wird meistens nicht gerichtet, ihre Taten bleiben hinter all dem Schweigen verborgen, sie werden still freigesprochen. Die Opfer hingegen leiden unter den vielen Konsequenzen, leben in der Gefangenschaft ihres traumatisierten Körpers, sie werden nicht freigesprochen, sie bekommen lebenslänglich.

Dennoch: Mach dich schlau, was es für juristische Regelungen und Sonderregelungen gibt. Zu beachten ist etwa, dass seit 1994 die Frist zur Verjährung erst ab Vollendung des 18. Lebensjahres zu laufen beginnt. Und auf der Homepage der Unabhängigen Beauftragten für Fragen des sexuellen Kindesmissbrauchs (ein Amt der Bundesregierung) findet sich folgender Hinweis: »Zivilrechtliche Ansprüche wegen sexuellen Missbrauchs verjähren seit 2013 erst in 30 Jahren. Sie können so lange also eingeklagt werden. Diese 30-Jahres-Frist gilt für alle Missbrauchsfälle, die sich seit 2013 ereignet haben. Sie gilt aber auch für Ansprüche, die zwar vor 2013 entstanden sind, 2013 aber noch nicht verjährt waren.«[88]

FOLGEN VON ANDEREN GEWALTFORMEN UND VERNACHLÄSSIGUNG

Die Bewusstwerdung über die Auswirkungen von Gewalt in der Kindheit hilft, die eigenen Vorfahren und sich selbst besser zu verstehen, was zu mehr Mitgefühl und einem gewaltfreien Umgang mit zukünftigen Generationen führen kann. Psychische Gewalt, emotionale Vernachlässigung und Körperstrafen treten oft gemeinsam auf.

Es gibt viele Formen der Kindheitstraumatisierung, wir beleuchten hier vor allem Aspekte von Gewalt und auch körperliche oder emotionale Vernachlässigung. Natürlich sind auch Trennungen und der Verlust einer Bezugsperson durch Tod häufig traumatisierend für ein Kind, hierbei kann den Eltern aber in der Regel keine aktive Gewaltausübung unterstellt werden.

Viele Eltern und Großeltern wuchsen unter den Prinzipien der schwarzen Pädagogik auf, die psychische und körperliche Gewalt beinhaltete. Die Langzeitfolgen dieser gewaltgeprägten Kindheit variieren je nach Risiko- und Schutzfaktoren und sehen dementsprechend nicht bei jedem Betroffenen gleich aus. Trotzdem lassen sich Traumafolgen beschreiben, die sich in unterschiedlicher Ausprägung in den allermeisten Fällen entwickeln. Betroffene erfahren häufig Dysregulation und ein instabiles Nervensystem, was zu Stimmungsschwankungen und intensiven Emotionen führt, die manchmal nicht im Verhältnis zur auslösenden Situation stehen. Von außen betrachtet könnte man meinen, sie würden bei scheinbaren Kleinigkeiten völlig überreagieren. Sie können sehr heftige Gefühlsausbrüche erleben und dabei rational selbst nicht verstehen, wieso sie so reagieren. Sie können aber auch genau das Gegenteil erleben und plötzlich emotional abgestumpft, taub, leer und fast wie gelähmt sein. Das Nervensystem springt von einer Stressreaktion in die nächste, von Aktivierung in den Shutdown.

Außerdem zeigt sich die Dysregulation auch in einer reduzierten Stresstoleranz, was alltägliche Situationen manchmal zu großen Quellen von Stress machen kann, die für andere überhaupt kein Problem sind. Wie genau diese Dysregulation im Nervensystem entsteht und abläuft, schauen wir uns an späterer Stelle noch genauer an. Wenn du dich aber darin bereits wiedererkennst, möchte ich dir hier schon mitgeben, dass das viel mehr als Kopfsache ist und nicht so einfach aufzulösen ist, wie es von außen manchmal verlangt wird. Nein, du bist nicht verrückt oder dramatisch, du bist auch nicht viel zu sensibel oder gar gestört. Du hast ein instabiles Nervensystem, das sehr schnell dysreguliert und ständig im Gefahrenmodus lebt, was wiederum auf neurobiologische Veränderungen zurückgeführt werden kann, die durch Langzeittraumatisierungen oft entstehen. Ja, du bist anders, aber du bist deshalb nicht falsch, kaputt oder weniger wertvoll.

Psychische Gewalt wie beispielsweise emotionale Vernachlässigung, Demütigung oder Verspottung hat tiefgreifende Auswirkungen auf den Menschen, wobei sie schwerer zu erkennen ist als körperliche Gewalt und oft subtilere Formen annimmt. Kinder, die konstant abgewertet und missachtet werden, entwickeln kein gesundes Selbstwertgefühl. Emotionale Gewalt und Vernachlässigung sind besonders heimtückisch, da sie oft hinter einem guten äußeren Erscheinungsbild verborgen bleiben. Johanna Haarer propagierte in ihrer Erziehungsliteratur eine kühle, autoritäre Haltung unter Verzicht auf emotionale Wärme und Bindung, womit sie regelrecht dazu aufrief, Minderwertigkeitsgefühle im Kind zu erzeugen und seine Bedürfnisse zu ignorieren. Werden die kindlichen Bedürfnisse aber immer wieder ignoriert und wird das Kind ständig mit Liebesentzug bestraft, wie es in der schwarzen Pädagogik gang und gäbe war, hat das schädliche Auswirkungen auf die Entwicklung.[89] Die dadurch permanent vermittelte Abweisung und wiederholte Demütigung in der Kindheit führen häufig zur Entwicklung eines stark beeinträchtigten Selbstwerts und Selbstbildes, das von Überzeugungen wie »Ich bin nichts wert« oder »Ich bin nie gut genug« geprägt ist. Solche Glaubenssätze beeinflussen viele Aspekte im Leben Betroffener, da sie dieses Selbstbild meist unbewusst auf all ihre Erfahrungen und sozialen Beziehungen projizieren und ständig an sich selbst, ihren Fähigkeiten und ihrer Liebenswürdigkeit zweifeln. Sie trauen sich nichts zu, erlauben sich keine Fehler und entwickeln oft einen überhöhten Anspruch an sich selbst, sind perfektionistisch und ständig innerlich getrieben, immer noch mehr leisten und beweisen zu müssen. Sie sind streng, unnachgiebig und hart gegen sich selbst, haben die emotionale Kälte ihrer Kindheit verinnerlicht und die Stimmen ihrer Bezugspersonen sind zu ihrer eigenen inneren Stimme geworden. In sozialen Situationen sind sie unsicher und haben womöglich oft das Gefühl, nicht gemocht oder ausgegrenzt zu werden, obwohl das vielleicht gar nicht der Realität entspricht. Solche Überzeugungen erhöhen das Risiko für depressive Störungen erheblich. Die Kombination aus einem negativen Selbstbild und einer dauerhaft gestörten Stressregulation begünstigt eine hohe Anfälligkeit für psychische und auch somatische Erkrankungen im Erwachsenenalter.[90]

In meiner Kindheit kamen alle Formen von Gewalt gemeinsam vor und erstickten mein Urvertrauen im Keim. Verschiedene Bezugspersonen taten mir auf unterschiedliche Weise sehr weh. Die emotionale Vernachlässigung habe ich lange unterschätzt, jedoch weiß ich heute, wie sehr mich diese Erfahrung prägte. Körperlich wurde ich, abgesehen von der Gewalt, bestens versorgt, hatte genug zu essen, schicke Kleidung und war immer gut gepflegt, schließlich war der äußere Eindruck in meiner Familie von hoher Wichtigkeit. Emotional hingegen hätte man sich kaum weniger für mich interessieren können. Ich saß oft nachts in meinem Kinderbett wach und hatte panische Angst, dass die Monster wiederkommen, um abscheuliche Dinge mit meinem Körper anzustellen. Diese Angst machte es mir schwer, einzuschlafen. Manchmal kam ich nachts dann weinend aus meinem Zimmer, auf der Suche nach Trost und Sicherheit. Alles, was ich fand, waren Ablehnung und Genervtheit. Für meine Eltern war ich mit meinen Ängsten und Gefühlen offenbar einfach nur anstrengend und machte ihnen das Leben damit schwer. Oft verschlimmerte diese Ablehnung meine Angst, weil ihr damit eine große Portion Scham beigemischt wurde, und so konnte ich nicht aufhören zu weinen, wenn ich wieder in mein Bett geschickt wurde. Ich weinte dann oft heftiger und schrie aus voller Kehle und Verzweiflung.

Ich brauchte jemanden, der mir half, mich zu beruhigen, ich brauchte jemanden, der mich im Arm halten und trösten würde, aber es kam niemand, egal, wie laut ich schrie und weinte. Dieses Gefühl, mit all meinem Schmerz und meiner Angst alleingelassen zu werden, war wie Hunderte Messerstiche mitten in mein Herz, wie ein Krampf in meinem Brustkorb, während sich gleichzeitig mein Magen verdrehte. Ich war es nicht wert, ich hatte keine Liebe verdient, ich hatte nicht mal Beachtung verdient, war keiner Aufmerksamkeit würdig, nicht mal dann, wenn es mir so schlecht ging. Das war es, was ich anfing zu glauben, weil erwachsene Menschen mich immer und immer wieder alleinließen, als ich sie so dringend brauchte.

Ich musste lernen, mich selbst zu beruhigen, schließlich zog ich mit meinem Geschrei nur noch mehr Wut und Ablehnung auf mich. So fing ich als Kind an, mir Haare auszureißen und mir selbst gegen den Kopf zu schlagen. »Sei endlich ruhig, hör auf zu heulen«, zischte ich mir selbst zu, rasend vor Wut, dass ich nicht einfach aufhören konnte. Später entdeckte ich weitere Methoden der Selbstverletzung, von Schürfwunden über Verbrennungen bis zum Schneiden und Schlagen probierte ich viel aus. Auch das Hungern entdeckte ich für mich, weil es so einen wohligen, betäubenden Schmerz im Bauch auslöste, der mich zu müde machte, um zu weinen, er half mir, apathisch zu werden. Als Jugendliche waren Selbstverletzung und gestörtes Essverhalten dann fester Bestandteil meines Lebens, aber selbst das veranlasste meine Familie nicht etwa dazu, sich um mich zu sorgen. Nein, die Vernachlässigung meiner Gefühle und Bedürfnisse war nach wie vor alltäglich, stattdessen drehte sich dann alles darum, was ich ihnen damit antat und wie viel Stress sie wegen meiner psychischen Probleme hatten. Es ging immer nur darum, dass ich eine Belastung für sie war, unter der sie litten. Dies änderte sich nie, egal, ob ich als Kind nachts von Ängsten und Albträumen geplagt um Hilfe schrie oder als Jugendliche blutend auf dem Boden meines Kinderzimmers lag. Vorwürfe, Abwertung, Ablehnung, Kälte, Liebesentzug und emotionale Vernachlässigung hinterließen tiefe Spuren, auch wenn sie meinen Körper von außen nicht verletzten. Neben der sexuellen Gewalt und den Körperstrafen in meiner Kindheit verletzte diese Form der Gewalt, diese Vernachlässigung meine Seele zutiefst und verursachte Wunden, die bis heute noch nicht geheilt sind.

RISIKO- UND SCHUTZFAKTOREN: WAS DEN UNTERSCHIED MACHEN KANN

Die Schwere der Langzeitfolgen von Kindheitstraumata wird von einer Vielzahl von Risiko- und Schutzfaktoren beeinflusst und kann sich dementsprechend bei Betroffenen auch sehr unterschiedlich äußern.

Einflussfaktoren sind vor allem die Art des Traumas, die Häufigkeit und die Dauer der traumatischen Erlebnisse sowie prä- und posttraumatische Faktoren, und bei Gewalt und Missbrauch spielt auch die Beziehung zu Tätern/Täterinnen eine wichtige Rolle. Prätraumatische Faktoren sind zum Beispiel genetische Komponenten wie eine erhöhte Vulnerabilität, die zusätzlich die Anfälligkeit für bestimmte Erkrankungen verstärkt. Bei den posttraumatischen Faktoren geht es darum, wie nach dem Trauma mit den Betroffenen umgegangen wird; es stellt sich also insbesondere die Frage, ob es irgendwelche stärkenden Ressourcen oder Beziehungen gibt, die die Entstehung von Traumafolgestörungen gegebenenfalls abfedern. Je schwerwiegender, also lebensbedrohlicher und langanhaltender eine traumatische Erfahrung ist, je häufiger sie sich wiederholt und je näher die emotionale Bindung zum Täter beziehungsweise zur Täterin ist, desto schädlicher sind die Auswirkungen für Betroffene.

Die Bewältigung traumatischer Gewalterfahrungen wird deutlich erschwert, wenn eine enge Bindung zwischen dem Kind und den gewaltausübenden Erwachsenen besteht. Die innere Zerrissenheit zwischen Liebe und Angst, das erschütterte Urvertrauen und die Verknüpfung von Bindung und Bedrohung haben tiefgreifende psychische und neurobiologische Auswirkungen. Kinder, die wiederholt über lange Zeit traumatischen Ereignissen ausgesetzt sind und wenige Schutzfaktoren haben, zeigen eine deutlich erhöhte Wahrscheinlichkeit für chronische physische und psychische Erkrankungen im Erwachsenenalter. Einer der zentralen Risikofaktoren ist die Art des Traumas. Sexuelle Traumata führen beispielsweise im Vergleich zu anderen Formen der Gewalt häufiger zu schwerwiegenderen psychischen Erkrankungen, mit einer höheren Tendenz zur Chronifizierung, wie beispielsweise posttraumatischer Belastungsstörung, Angststörungen oder Depressionen.[91]

Mehrfachtraumatisierungen und langfristige Belastungen durch unterschiedliche Gewaltformen, wie sie bei Bindungs- und Entwicklungstraumata in der Kindheit leider häufig sind, stehen in einem engen Zusammenhang mit späteren gesundheitlichen Konsequenzen, wie unter anderem in der ACE-Studie (dazu sogleich im nächsten Unterkapitel) eindrücklich belegt wurde.[92]

Zu den prätraumatischen Faktoren gehören einerseits also die genetischen Prädispositionen, aber auch die familiäre Situation und die Bindung zu Bezugspersonen beeinflussen die Bewältigungsfähigkeit Betroffener. Kinder, die traumatische Erfahrungen außerhalb ihres Zuhauses machen, beispielsweise im Kindergarten oder in der Schule, aber zu Hause liebevoll zugewandte und sichere Bezugspersonen erleben, haben damit eine höhere Chance auf Bewältigung der traumatischen Erlebnisse.

Kinder aus sozioökonomisch benachteiligten oder sehr instabilen Haushalten haben ein deutlich erhöhtes Risiko schwerwiegender Langzeitfolgen. Vor allem wenn sie in Umgebungen aufwachsen, die von häuslicher Gewalt, psychischen Erkrankungen oder Substanzmissbrauch der Eltern geprägt sind, steigt das Risiko für negative Langzeitfolgen. Lebt das Kind in solch einem instabilen Haushalt, steigt auch die Wahrscheinlichkeit, dass es sich nach seinem Trauma isoliert, weil die Eltern nicht in der Lage sind, emotionale Unterstützung anzubieten. Kinder aus belasteten Umfeldern entwickeln vermehrt auch maladaptive Strategien wie Substanzmissbrauch oder selbstverletzendes Verhalten, was die schädlichen Auswirkungen der traumatischen Erfahrungen zusätzlich potenziert.[93] Somit ist das familiäre Umfeld ein entscheidender Faktor für die Bewältigung traumatischer Erfahrungen.

Es gibt also sehr viele Faktoren, die beeinflussen, wie sich traumatische Erfahrungen in der Kindheit auf die Entwicklung auswirken. Vielleicht neigst du dazu, dir selbst dein Trauma und deine Gefühle kleinzureden, weil du dich mit anderen vergleichst. Andere hatten es schließlich viel schlimmer als du oder sie haben genau dasselbe erlebt wie du, aber heute so gut wie gar keine Probleme mehr deswegen. Solche Gedanken entwerten deine Emotionen und sind nicht besonders konstruktiv. Sie sind wenig aussagekräftig, weil du eben nie all die Schutz- und Risikofaktoren sehen kannst, die hinter der Entwicklung des Menschen stehen, mit dem du dich da vergleichst.

DIE ACE-STUDIE

Die ACE-Studie, die 1998 veröffentlicht wurde, ist eine bedeutende medizinische Forschungsstudie, die den Zusammenhang zwischen Kindheitstraumata und langfristigen gesundheitlichen Folgen im Erwachsenenalter untersucht. Sie wurde vom Leiter der Präventivmedizin Vincent Felitti und dem Epidemiologen Robert Anda der US-Bundesbehörde Centers for Disease Control and Prevention initiiert. Die Studie umfasste über 17 000

Erwachsene und zeigte, dass belastende Kindheitserfahrungen erhebliche Auswirkungen auf die psychische und körperliche Gesundheit haben.

In den folgenden Jahrzehnten bestätigten zahlreiche Folgestudien weltweit, etwa in Albanien, Rumänien, Russland, China, Brasilien und Vietnam, diese Ergebnisse. Sie belegen eine unmittelbare Verbindung zwischen Kindheitstraumata und Erkrankungen im Erwachsenenalter, die auch Jahrzehnte nach den Erlebnissen weiterwirken. Die Weltgesundheitsorganisation (WHO) erhebt weiterhin Daten auf Basis der ACE-Studie über belastende Kindheitserfahrungen, um die medizinische Präventionsarbeit zu verbessern.

Die ACE-Studie unterscheidet zwischen zehn Kategorien belastender Kindheitserfahrungen, die im Kontext dieser Studie auch ACEs genannt werden:

1. Körperliche Misshandlung
2. Sexueller Missbrauch
3. Emotionale Misshandlung
4. Körperliche Vernachlässigung
5. Emotionale Vernachlässigung
6. Kontakt mit häuslicher Gewalt
7. Suchtmittelmissbrauch im Haushalt
8. Psychische Erkrankungen im Haushalt
9. Trennung, Scheidung, Verlust der Eltern
10. Inhaftiertes Haushaltsmitglied

Eine wichtige Erkenntnis der Forschung ist, dass das Risiko für bestimmte Erkrankungen und schädliche gesundheitliche Auswirkungen im Verhältnis mit der Menge an ACEs steigt. Es konnte also eine sehr starke Dosis-Wirkungs-Beziehung zu vorhergehenden Lebenserfahrungen nachgewiesen werden. Eine kritische Grenze scheint dabei bei vier ACEs zu liegen.

Je mehr belastenden bzw. traumatischen Kindheitserfahrungen ein Kind ausgesetzt ist, desto mehr Gesundheitsprobleme hat es im Erwachsenenalter. Dazu gehören vor allem chronische und schwere Erkrankungen wie Herzkrankheiten, Krebs, Schlaganfälle und Diabetes, aber auch psychische Erkrankungen wie zum Beispiel Depression und Suchterkrankungen.

Vier oder mehr Kategorien belastender Kindheitserfahrungen können das Risiko für Alkoholabhängigkeit, Depressionen oder Suizidversuche bis um das Zwölffache erhöhen. Das Risiko für Krebs, Diabetes und Schlaganfälle verdoppelt sich ungefähr, während das Risiko für chronische Lungenerkrankungen fast um das Vierfache steigt. Gleichzeitig führt eine Akkumulation von Belastungen zu intensiveren neurobiologischen Anpassungsprozessen. Diese neurobiologischen Veränderungen, wie zum Beispiel eine dauerhafte Stressdysregulation oder eine anhaltende Überaktivierung der Amygdala, verstärken das Risiko sowohl für somatische als auch psychische Erkrankungen.[94]

MANIFESTATION VON TRAUMA IM KÖRPER

Der Zusammenhang zwischen Kindheitstrauma und gesundheitlichen Problemen im Erwachsenenalter ist mittlerweile vielfach erforscht und nicht mehr zu leugnen. Deutlich werden dabei die Wechselwirkungen zwischen psychischen und physischen Symptomen – und die Notwendigkeit integrativer Therapieansätze zur ganzheitlichen Behandlung der Langzeitfolgen von Kindheitstraumata.

Entwicklungstraumata manifestieren sich auf vielfältige Weise im Körper und haben weitreichende Auswirkungen auf die psychische, aber eben auch auf die körperliche Gesundheit von Betroffenen. Häufig ist das autonome Nervensystem durch die vielen Gefahrensituationen dauerhaft dysreguliert, was sich in einer anhaltenden übermäßigen Ausschüttung von Stresshormonen wie Cortisol und Adrenalin äußert. Diese hormonelle Überaktivität hält den Körper in Stressreaktionen, also entweder in einer Überaktivierung und einem Zustand der Hypervigilanz (das heißt der erhöhten Wachheit) oder in einer Unteraktivierung und in dissoziativen Zuständen, was eine effektive Bewältigung alltäglicher Anforderungen erheblich beeinträchtigt. Das Nervensystem fährt also stark hoch (Stressreaktion Kampf und Flucht) oder stark runter (Stressreaktion Erstarrung).

Die ständige Überwachsamkeit und Alarmbereitschaft belasten den Körper auf Dauer enorm, da diese Zustände eigentlich nur als akute Reaktion auf Stressoren auftreten sollen und vom Organismus nicht dauerhaft verarbeitet werden können.[95] Langfristig führt diese chronische Belastung zu einer erhöhten Anfälligkeit für zahlreiche physische und psychische Erkrankungen.[96]

Entwicklungstraumata sind beispielsweise mit einem erhöhten Risiko für Herz-Kreislauf-Erkrankungen verbunden, was unter anderem auf den chronischen Stress und dessen langfristige Auswirkungen auf das autonome Nervensystem zurückzuführen ist. Bei Stress schlägt das Herz schneller und der Blutdruck steigt, was eigentlich sehr sinnvolle Reaktionen sind, um den Organismus auf einen bevorstehenden Kampf oder eine Flucht vorzubereiten. Durch den erhöhten Blutdruck können Muskeln besser versorgt werden und effektiver arbeiten, wodurch das Kämpfen oder Fliehen in lebensbedrohlichen Situationen erleichtert wird. Die körperliche Stressreaktion ist perfekt darauf ausgelegt, mit akuter Lebensgefahr umzugehen. Wenn im Wald plötzlich ein Raubtier vor uns stünde, würde der Körper dank der Stressreaktion blitzschnell alle möglichen Ressourcen aktivieren, um seine Überlebenschancen zu steigern. Sobald die Gefahr vorbei ist, etwa weil die Flucht vor dem Raubtier erfolgreich war, regulieren sich das Nervensystem und der Körper wieder in einen ausgeglichenen Zustand zurück. Wird diese Stressreaktion im Körper aber dauerhaft aufrechterhalten und nicht mehr ausreichend ausgeglichen, kann sie sehr gesundheitsschädigend werden. Beschäftigt man sich mit den verschiedenen körperlichen Erkrankungen, die durch Entwicklungstrauma entstehen oder gefördert werden, zeigt sich ein roter Faden: Alle Symptome und Erkrankungen sind chronische Manifestationen von Stressreaktionen und einem überaktiven Nervensystem, das ständig im Alarmmodus ist. Ein Leben in ständigem Überlebensmodus, mit zu viel Angst und Stress, vergiftet den Körper von innen.

Die anhaltende Aktivierung des sympathischen Nervensystems und die übermäßige Ausschüttung von Cortisol, ausgelöst durch traumatische Erlebnisse, fördern entzündliche Prozesse im Körper und erhöhen die Wahrscheinlichkeit von Krankheiten wie Bluthochdruck und Herzrhythmusstörungen, weil die körperliche Reaktion für akute Gefahrensituationen der chronische Normalzustand wird.[97]

Es ist auch belegt, dass Personen mit Kindheitstraumata deutlich häufiger Herzinfarkte erleiden, was die Zusammenhänge zwischen psychischen Stressfaktoren und Erkrankungen des Herz-Kreislauf-Systems unterstreicht. Hinzu kommt, dass traumatisierte Menschen leider auch oft ungesunde und risikobehaftete Bewältigungsstrategien entwickeln, die die Gesundheit zusätzlich belasten, beispielsweise Rauchen oder Alkoholkonsum.[98]

Trauma kann sich durch verschiedene Symptome im Körper ausdrücken. Ein oft auftretendes körperliches Symptom sind anhaltende Schmerzen. Chronische Schmerzen, wie beispielsweise Fibromyalgie, sind häufige Langzeitfolgen von Entwicklungstraumata. Diese Beschwerden treten in engem Zusammenhang mit einer zentralen Sensibilisierung des Nervensystems auf, die durch eine dauerhafte Überaktivierung verursacht wird. Eine gestörte Schmerzverarbeitung im zentralen Nervensystem verstärkt die Wahrnehmung von Schmerzen und trägt zur Chronifizierung von Beschwerden bei.

Auch Probleme im Verdauungssystem, vor allem Erkrankungen wie das Reizdarmsyndrom oder chronisch-entzündliche Darmerkrankungen, gehören zu den möglichen körperlichen Auswirkungen von Entwicklungstrauma. Reizdarmsymptome entstehen häufig durch eine stressbedingte Überaktivität des autonomen Nervensystems, die eine erhöhte Empfindlichkeit des Verdauungstrakts hervorruft. Auch die Zusammensetzung der

Darmflora kann sich durch Stress verändern. Eine gestörte Darmflora spielt eine entscheidende Rolle bei der Förderung von Entzündungsprozessen.

Ein weiteres häufiges Gesundheitsproblem bei Betroffenen sind Atemwegserkrankungen, insbesondere Asthma. Chronischer Stress beeinflusst die Immunregulation, was zu einer übermäßigen Produktion entzündungsfördernder Proteine führt, genauer gesagt, von Zytokinen wie Interleukin-6, welche die Entstehung und Verschlimmerung von Asthma begünstigen. Gleichzeitig wird durch ein überaktives Nervensystem die Bronchialreaktivität verändert; es kommt zu einer Überempfindlichkeit der Atemwege. Oft geht die Entwicklung von Asthma auch mit Angststörungen einher, was die Wechselwirkung zwischen Stress und Atemwegserkrankungen aufzeigt. Denn zu den körperlichen Stressreaktionen gehört auch, dass der Atem schneller und flacher wird.[99]

Traumatischer Stress fördert also, wie bereits gesagt, die chronische Aktivierung und Dysregulation des Immunsystems, was zum Beispiel durch dauerhaft erhöhte Entzündungsmarker wie CRP und Interleukin-6 sichtbar gemacht werden kann. Diese Dysregulation führt zu einer erhöhten Infektionsanfälligkeit, weil die Fähigkeit des Körpers, Infektionen abzuwehren, verringert ist. Demzufolge führt das auch zu häufigeren und schwereren Krankheitsverläufen und begünstigt die Entstehung chronischer Erkrankungen.[100]

Auch das vermehrte Vorkommen von Fettleibigkeit und Stoffwechselerkrankungen, insbesondere Diabetes Typ 2, ist bei Betroffenen von Entwicklungstrauma auffällig. Die chronische Ausschüttung von Stresshormonen wie Cortisol fördert die Ansammlung von Fettgewebe, gleichzeitig führt die traumabedingte Erschöpfung zu Bewegungsmangel und einem gestörten Essverhalten, wie emotionalem Essen, was das Risiko für Stoffwechselstörungen zusätzlich erhöht.[101]

Die Zusammenhänge und Wechselwirkungen zwischen Psyche und Körper sind komplex und sorgen dafür, dass traumatische Erfahrungen verheerende Langzeitfolgen für die Gesundheit der Betroffenen haben können. All die bis hierhin genannten somatischen Folgen von Kindheitstrauma lassen sich auf eine chronische übermäßige Ausschüttung von

Stresshormonen und die damit einhergehende dauerhafte Dysregulation des Nervensystems zurückführen. Anhaltende beziehungsweise sich über lange Zeit wiederholende traumatische Erlebnisse während der Kindheit beeinflussen die Entwicklung des Nervensystems und des Gehirns maßgeblich und nachhaltig. Welche körperlichen Symptome hast du im Zusammenhang mit deinen früheren Erfahrungen bemerkt? In welchen Situationen fühlst du dich häufig überfordert oder in Alarmbereitschaft?

Wenn du über deine körperlichen Probleme nachgedacht hast, frage dich auch: Welche positiven Veränderungen könntest du in deinem Leben anstreben, um deinen Körper und deinen Geist zu unterstützen? Was tust du bereits für dein Wohlbefinden, und was könntest du noch hinzufügen oder verbessern? Du bist nicht allein auf diesem Weg, und es ist wichtig, dir selbst Mitgefühl entgegenzubringen. Du hast die Kraft, positive Veränderungen in deinem Leben herbeizuführen und deine Gesundheit zu fördern, auch wenn das für dich eine größere Herausforderung darstellt als womöglich für viele andere.

ÜBERWÄLTIGENDE EMOTIONEN – VERÄNDERUNGEN IM GEHIRN UND NERVENSYSTEM

»Lass doch die Vergangenheit einfach mal hinter dir, du musst nach vorn schauen und loslassen, alles nur Kopfsache!« Vielleicht hast du solche oder ähnliche Sätze auch schon mal gehört, wenn du darüber gesprochen hast, wie dein Trauma dich heute noch beeinflusst. Ehrlicherweise habe ich selbst lange daran geglaubt, einfach loslassen zu können, meine Gedanken einfach ändern und meine Gefühle wählen zu können. Dabei habe ich nur wieder einen neuen Weg gefunden, meine Emotionen zu vermeiden, indem ich sie mir ganz einfach nicht erlaubt und sie mir selbst abgesprochen habe. Ab jetzt nur noch positiv denken, jeden Tag dankbar sein, meine Vergangenheit loslassen, allen vergeben und mich selbst lieben – so musste es gehen, glaubte ich damals. Emotionen und Trauma einfach wegdenken und mental auflösen, das war in meiner Vorstellung die Lösung für meine

Probleme. Es dauerte nicht lange, bis ich damit gewaltig gegen die Wand fuhr. Egal, wie viel Dankbarkeit ich täglich übte, egal, wie oft ich mir positive Affirmationen in den Spiegel erzählte oder versuchte, alles positiv zu sehen, tief in mir pochte und schmerzte meine offene Wunde weiter. Wieso fühlte ich mich immer noch so? Wieso gingen der verdammte Schmerz, all das Schamgefühl, der Ekel, das Gefühl von Wertlosigkeit, die endlose Einsamkeit und Sehnsucht nach Liebe und diese schrecklich erdrückende Angst nicht endlich weg? Weil du emotionale Wunden nicht kognitiv heilen kannst. Weil du die tiefen Spuren, die das Trauma in deinem Körper, Gehirn und Nervensystem hinterlassen hat, nicht mental ausradieren kannst.

Für deinen Verstand ist das Trauma eine Erinnerung aus der Vergangenheit, aber für deinen Körper ist es noch nicht vorbei, für dein Nervensystem ist es der Schrecken der Gegenwart.

Es sollte noch einige Jahre dauern, bis ich das wirklich verstand. In diesem Unterkapitel möchte ich dir dabei helfen, zu verstehen, dass dein Trauma in deinem Körper und Nervensystem gespeichert ist und womöglich tiefgreifende Veränderungen in deinem Gehirn verursacht hat, die du nicht mit deinem Verstand auflösen kannst.

Bindungstrauma und Entwicklungstrauma durch Gewalt, Missbrauch und Vernachlässigung sind in der Regel Formen der Mehrfachtraumatisierung während der Kindheit. Das bedeutet, dass du während deiner Entwicklung anhaltenden beziehungsweise sich wiederholenden traumatischen Erfahrungen ausgesetzt warst. Es blieb nicht bei einem Schocktrauma, wie zum Beispiel einem Unfall, der einmalig auftritt und mit guten Ressourcen meistens auch wieder bewältigt werden kann. Ein Entwicklungstrauma bedeutet oft jahrelangen traumatischen Stress für ein Kind, dessen Gehirn, Körper und Nervensystem sich in der Entwicklung befinden. Die neurobiologischen Auswirkungen sind gravierend und verstärken langfristig die Anfälligkeit für psychische und somatische Erkrankungen.

Dein Gehirn und dein Nervensystem sind Meister im Überleben, genau das ist auch ihr Job. Sie lernen Strategien, um mit Bedrohungen und Gefahren umzugehen und dein Überleben bestmöglich zu sichern. So ist es eigentlich ganz logisch, dass anhaltende Gefahrensituationen Anpassungen in deinem Gehirn und Nervensystem zur Folge haben. Dein System ist sehr intelligent, es lernt und passt sich fortwährend an. Dadurch kann es vor allem während der Kindheit aber auch zu Entwicklungsschäden kommen, die dein Leben heute erheblich beeinflussen können. Die wichtigsten Funktionsstörungen, die durch Kindheitstrauma entstehen können, werde ich im Folgenden so vereinfacht wie möglich zu erklären versuchen.

Mehrfachtraumatisierung durch sexuelle, körperliche und psychische Gewalt in der Kindheit führt oft zu einer kumulativen Belastung, die dauerhaft wird und sehr prägend für die Entwicklung des Kindes ist. Die fortdauernden traumatischen Erfahrungen lösen chronische neurobiologische Anpassungen aus, die den gesamten Mechanismus für Stressbewältigung nachhaltig beeinflussen. Chronischer Stress wirkt sich direkt auf die Hypothalamus-Hypophysen-Nebennierenrinden-Achse, abgekürzt HPA-Achse aus, was zu einer dauerhaften Aktivierung führt. Die HPA-Achse kann als eine Art komplexer hormoneller Regelkreis verstanden werden, der für zahlreiche Körperfunktionen zuständig ist und unter anderem die Stressreaktion und Stressregulation maßgeblich steuert. Ist diese Achse nun dauerhaft aktiviert, hat das erhebliche Folgen. Vor allem die Kommunikation verschiedener Hirnregionen wird gestört, was zu verschiedenen Traumafolge-Symptomen führt.[102]

Diese dauerhafte Aktivierung der HPA-Achse bewirkt unter anderem eine Hyperaktivität der Amygdala. Die Amygdala, auch Mandelkern genannt, ist so etwas wie das Alarmzentrum im Gehirn. Sie ist dafür zuständig, Gefahren rechtzeitig zu erkennen und entsprechende Reaktionen im Nervensystem auszulösen. Dabei ist sie losgelöst vom rationalen Denken, denn das brauchen wir in Lebensgefahr nicht. Stehen wir beispielsweise an einer Klippe und drohen abzustürzen, haben wir keine Zeit, rational Entscheidungen abzuwägen; es ist dann die Amygdala, die Angst, die uns blitzschnell einen Schritt zurückgehen lässt. Außenreize und Informationen werden von ihr mit vergangenen Erfahrungen abgeglichen, denn die Amygdala ist ein Profi in Wiedererkennung von Gefahrensituationen. Ihr Job ist extrem wichtig und sie übt ihn sehr akribisch aus. Wenn wir einmal fast von einer Klippe gestürzt wären, weil wir zu nah am Rand liefen, wird die Amygdala in Zukunft dafür sorgen, dass wir mehr Abstand zum Rand einer Klippe einhalten, weil wir ein ängstliches Gefühl haben. Sie ist also ein wesentlicher Bestandteil unseres intelligenten Überlebenssystems. Wird die Amygdala jedoch strukturell so verändert, dass sie hyperaktiv wird, kann sie das Leben Betroffener sehr erschweren, weil dann plötzlich alles zu potenzieller Gefahr werden kann.

Die Veränderungen in der Amygdala bei traumatisierten Personen tragen entscheidend dazu bei, dass kleinste potenzielle Bedrohungen als übermäßig intensiv wahrgenommen werden. Entwicklungs- und Bindungstrauma haben meistens sehr viele komplexe Wiedererkennungsreize, die wir Trigger nennen. Diese Trigger sind natürlich sehr individuell, du kannst ja mal achtsam beobachten, welches deine konkreten Trigger sind, die dich emotional dysregulieren und dein Nervensystem aus dem Gleichgewicht bringen.

Durch die lang anhaltende Mehrfachtraumatisierung verknüpft deine Amygdala nun sehr viele Reize mit Gefahr. Wenn die Gefahr auch noch von Bezugspersonen ausging, werden künftige zwischenmenschliche Beziehungen für dich zu einem Minenfeld aus solchen Wiedererkennungsreizen, also Triggern, und ständig mit potenzieller Bedrohung und Gefahr verknüpft. Eine Hyperaktivität dieser Hirnregion verursacht einen Zustand andauernder Alarmbereitschaft, der mit Hypervigilanz und einer erhöhten Neigung zu Angststörungen einhergeht. Du führst ein Leben in Habachtstellung und ständiger Erwartung einer neuen Gefahr. Gleichzeitig dysregulierst du emotional sehr schnell; du fühlst also womöglich enormen emotionalen Stress in Situationen, die bei anderen überhaupt nichts auslösen würden.[103]

Während dies in deiner Kindheit eine intelligente Anpassung an wiederholte Gefahren darstellte, führt es langfristig zu Schwierigkeiten im Umgang mit Alltagsstressoren. So kann zum Beispiel in Beziehungen ein kleinstes Anzeichen von Distanz, veränderter Stimmung, schlechter Laune oder minimal verringerter Kontakt an einem Tag extrem viel Stress und Angst bei dir auslösen. Die Angst ist meistens irrational, das weißt du auch oft. So weißt du vom Verstand her, dass die nicht ganz so gute Laune deines

Partners nicht gleich bedeutet, dass nun akute Lebensgefahr durch Gewaltausbrüche besteht. Deine Amygdala weiß das aber nicht; sie erkennt hier etwas wieder, was in der Vergangenheit sehr wohl zu einer gefährlichen Situation wurde. Sie stößt in deinem Nervensystem eine intensive Stressreaktion an, sie schlägt also Alarm, denn das ist ihr Job. Weitere Regulationsmechanismen in deinem Gehirn, die diesen Alarm eigentlich prüfen und regulieren sollen, sind bei dir meist ebenfalls gestört. Und so findest du dich in einem Zwiespalt zwischen gedachter und gefühlter Realität wieder. Du weißt natürlich, dass dein extrem starkes Gefühl der Situation nicht angemessen ist, und trotzdem fühlst du es, weil emotionale Dysregulation nicht durch Gedanken gestoppt werden kann.

Diese Dysregulation steht in engem Zusammenhang mit einer gestörten Funktion der bereits erwähnten HPA-Achse, die durch traumatischen Stress nachhaltig beeinflusst wird. Dies hat nicht nur dauerhafte Veränderungen in der emotionalen Verarbeitung und der Stressbewältigung zur Folge, sondern fördert auch die Entwicklung schädlicher Bewältigungsmechanismen wie zum Beispiel Substanzmissbrauch oder Selbstverletzung, weil die emotionale Anspannung im Körper so intensiv und kaum aushaltbar ist.[104]

Eine weitere wesentliche Veränderung, die zur Dysregulation beiträgt, ist die Reduktion des Hippocampusvolumens bei Betroffenen von Entwicklungstrauma. Der Hippocampus wird auch der »Wächter der Erinnerungen« genannt und kann als Schaltstelle zwischen unserem Kurzzeit- und Langzeitgedächtnis verstanden werden, die eng mit der Amygdala zusammenarbeitet. Wenn wir neue Erfahrungen machen und Informationen aufnehmen, erzeugt der Hippocampus daraus unsere Erinnerungen, diese Inhalte werden bewertet, mit alten Erinnerungen abgeglichen, sortiert und an verschiedenen Stellen im Gehirn abgespeichert. Erlebnisse werden zeitlich, örtlich und situativ eingeordnet und analysiert. Er spielt nicht nur eine wesentliche Rolle bei der Verarbeitung von Erinnerungen, sondern auch bei der Regulierung von Stresshormonen.[105]

Schlägt die Amygdala Alarm und löst eine emotionale Reaktion aus, ist der Hippocampus unter anderem dafür zuständig, die Situation differenzierter zu analysieren und so den Alarm zu überprüfen und gegebenenfalls zu regulieren.

Ein gutes Beispiel dafür ist eine Situation, in der wir uns vor einem menschenähnlichen Schatten erschrecken und dann kurz danach erleichtert aufatmen, weil wir realisieren, dass es nur die Silhouette eines Kleiderständers ist. Die Funktion unseres Hippocampus kann aber gestört werden, beispielsweise durch Verletzungen im Kontext eines Unfalls oder durch Demenzerkrankungen oder eben auch durch zu viel Stress. Traumatische Erlebnisse überfluten unser Gehirn mit Stresshormonen, wodurch die Zusammenarbeit von Hippocampus und Amygdala gestört wird, vor allem wenn diese Überflutung immer wieder passiert. Der Hippocampus verändert sich dann strukturell und baut in der Folge Volumen ab, insbesondere durch die neurotoxischen Effekte von Cortisol, das infolge lang andauernder Belastungen vermehrt ausgeschüttet wird. Eine Volumenabnahme hat negative Auswirkungen auf kognitive Fähigkeiten und verschlechtert die Gedächtnisfunktionen. Dadurch wird auch die Verarbeitung traumatischer Erinnerungen beeinträchtigt, insofern als dass das Gehirn die Erinnerung aufspaltet und nicht als Ganzes, sondern zusammenhanglos in Einzelteilen abspeichert. Da ein schweres traumatisches Erlebnis meist mit Todesangst und Ohnmachtsgefühlen einhergeht, wird das Gehirn mit dermaßen viel Stress überflutet, dass es die Überlebensstrategie der Abspaltung nutzen muss.

Dissoziationen sind Abspaltungsprozesse, die die Psyche schützen sollen, wenn Extremsituationen so viel Stress auslösen, dass wir es nicht aushalten können. Das ist eigentlich ein sehr beeindruckender Schutzmechanismus, der aber in starken Ausmaßen erhebliche Folgeschäden verursachen kann. Dissoziationen gibt es in einem breiten Spektrum: Auf der einen Seite haben wir ganz leichte Abspaltungen, wie sie annähernd jeder kennt. Wenn wir im Alltag sehr unangenehme Gefühle erleben und diese von uns wegschieben, indem wir uns ablenken oder in Tagträumen verlieren, so ist dies das eine Ende des Spektrums. Am anderen Ende haben wir die extremen Ausprägungen von Dissoziationen, die sich in dauerhaften Persönlichkeitsstörungen, dissoziativen Störungen und multiplen Persönlichkeiten äußern können.[106] Während eines Traumas passiert diese Abspaltung in der Regel immer, aber in unterschiedlicher Ausprägung. Diese Zersplitterung von Erinnerungen und Gefühlen sorgt nun für eine gestörte Verarbeitung und Speicherung des Traumas.

Die Abspaltung beziehungsweise Zersplitterung führt später dazu, dass die Zusammenarbeit von Amygdala und Hippocampus dauerhaft gestört ist. Das analytische Kontrollzentrum verliert in bestimmten Situationen den Zugang zur hyperaktiven Alarmanlage im Gehirn und kann den Alarm nicht ausstellen, selbst wenn es ein Fehlalarm ist. Die Amygdala löst dann bei einem Wiedererkennungsreiz die entsprechend starke Emotion aus, sie ruft also die emotionale Erinnerung ab. Der Hippocampus ist wegen der früheren Zersplitterung und Abspaltung allerdings nicht in der Lage, diese emotionale Erinnerung richtig einzuordnen. Die starke Emotion ist an ein altes Erlebnis geknüpft, die gefühlte Gefahr ist nicht im Hier und Jetzt real, aber das Gehirn kann die Erinnerung zeitlich und örtlich nicht korrekt zuordnen, der Hippocampus kann also nicht zwischen neuer und alter Erinnerung unterscheiden, wodurch bei Betroffenen der Eindruck entsteht, sich jetzt gerade wieder mitten in der traumatischen Situation zu befinden. Das ist letztlich das, was ein Flashback ausmacht. Die strukturelle Veränderung des Hippocampus ist mithin eine weitere neurobiologische Komponente, die zu den belastenden Traumafolgen wie Dysregulation und Intrusionen, also Flashbacks, beiträgt.[107]

Der präfrontale Kortex, der maßgeblich für die Regulation von Impulsen und Emotionen verantwortlich ist, zeigt bei traumatisierten Personen ebenfalls signifikante Funktionsstörungen. Dieser Teil des Gehirns ist vor allem für unsere Impulskontrolle zuständig. Er nimmt mögliche Konsequenzen von Handlungen vorweg und trägt dadurch zur Handlungssteuerung, Entscheidungsfindung und auch zur Emotionsregulation bei. Eine neurobiologische Anpassung, die durch Kindheitstraumata ausgelöst wird, ist die reduzierte funktionale Verbindung zwischen dem präfrontalen Kortex und der Amygdala. Diese Veränderung beeinträchtigt die Emotionsregulation erheblich und verstärkt sowohl die Hypervigilanz als auch die emotionale Reaktivität auf alltägliche Stressoren.[108]

Die reduzierte Interaktion zwischen den beiden Hirnregionen sorgt dafür, dass Betroffenen die Kontrolle über Angstreaktionen, emotionale Prozesse und ihr Handeln erheblich erschwert wird. Das innere Alarmsystem gerät außer Kontrolle, das Nervensystem wechselt ungebremst in den Überlebensmodus und die Hilfssysteme zum Gegensteuern fallen aus. Als Folge zeigen Betroffene häufig impulsives Verhalten und intensive emotionale Reaktionen, die zwischenmenschliche Beziehungen und die Lebensqualität in der Regel negativ beeinflussen.[109]

Diese Dysfunktion beeinträchtigt die Verarbeitung emotionaler Reize und fördert destruktive, impulsive Verhaltensweisen und Bewältigungsversuche. Betroffene können zu sehr schädlichen Strategien greifen, um irgendwie mit der enormen Anspannung zurechtzukommen. Sie können anfangen, panisch zu schreien, sich selbst zu schlagen, sich Haare auszureißen, Substanzen einzunehmen oder sich in irgendeiner anderen Form selbst zu verletzen. Die Anspannung kann sich aber auch nach außen in Form von Aggression und Gewalt gegen ihre Umwelt oder andere Personen entladen. Impulsives und riskantes Verhalten, das völlig unvernünftig ist, kann sich in verschiedenen Formen zeigen. Gleichzeitig wird die Fähigkeit zur Planung und Problemlösung geschwächt, was sich auf lange Sicht negativ auf den sozialen und beruflichen Alltag auswirken kann.[110]

Lang anhaltende, sich wiederholende traumatische Erfahrungen verändern also tatsächlich das Gehirn in seiner Struktur und seiner Funktionalität. Vor allem im limbischen System finden signifikante Veränderungen statt, wozu die genannten Hirnstrukturen gehören, also die Amygdala, der Hippocampus und der präfrontale Kortex. Das hat große Schwierigkeiten in der Emotionsregulation und Impulskontrolle zur Folge und führt dauerhaft zu einem hohen Stresspegel und ungesunden, zerstörerischen Verhaltensweisen.

Ein dysreguliertes Nervensystem und anhaltende Hypervigilanz gehören zum Alltag von Betroffenen und können weitere gesundheitliche Probleme auslösen. Die chronische Aktivierung des sympathischen Nervensystems mündet in psychischen, aber auch physischen Problemen wie zum Beispiel Herz-Kreislauf-Erkrankungen, chronischen Schmerzen, einer verstärkten Entzündungsreaktion und Schwächung des Immunsystems. Schlafstörungen und erhöhte Müdigkeit gehören ebenfalls zu den Folgen der dauerhaften Anspannung, was das gesamte System zusätzlich belastet.

»Meine Angststörung macht mir viel Stress, lässt mich schlecht schlafen und sorgt an schlimmen Tagen auch dafür, dass ich weder essen noch arbeiten noch irgendwie funktionieren kann. Ich bin ständig angespannt, in Habachtstellung und sehe drohende Gefahr, wo keine ist.«

»Ich habe oft Schlafstörungen, bin dauerhaft angespannt und kann nicht entspannen. Außerdem Depressionen mit Phasen, wo ich auch darüber nachdenke, ob es nicht einfacher wäre, wenn ich nicht mehr wäre. Ich kann Nähe schwer zulassen, sie macht mir Angst, ich versuche immer, alles allein zu schaffen und es dabei jedem recht zu machen.«

»Ich bin dauergestresst, immer angespannt und fühle mich oft beobachtet und habe das Gefühl, flüchten zu müssen. Ständige Angst, jemanden zu verlieren, alleingelassen zu werden. Mit Stress und Druck kann ich sehr schlecht umgehen.«

»Ich habe große Schwierigkeiten, Emotionen überhaupt wahrzunehmen, richtig einzuordnen und zu regulieren, starke Ängste vor emotionalen Flashbacks machen mir oft das Leben schwer. Stress und Druck führen oft dazu, dass ich in Übererregung verfalle oder aber komplett blockiere und vermeide. Enge Beziehungen sind sehr instabil aufgrund meiner Bindungsstörung.«

An dieser Stelle könntest du deinen Umgang mit dieser Problematik reflektieren. Dazu ein paar konkrete Fragen:

- Welche Situationen oder Reize lösen bei dir starke emotionale Reaktionen oder Flashbacks aus?

- Und wie erlebst du den Umgang mit Stress im Alltag, in welchen Momenten fühlst du dich besonders überfordert?
- Welche Strategien hast du entwickelt, um mit der emotionalen Anspannung umzugehen? Sind diese hilfreich oder eher schädlich für dich?
- In welchen Bereichen deines Lebens bemerkst du Schwierigkeiten bei der Impulskontrolle oder der Emotionsregulation?
- Wie beeinflussen deine Erfahrungen aus der Kindheit deine heutigen Beziehungen zu anderen Menschen?
- Wie kannst du dir selbst Mitgefühl entgegenbringen, wenn du merkst, dass deine Reaktionen übertrieben oder unangemessen sind? Was könntest du tun, um deine Fähigkeit zur Selbstregulation und Stressbewältigung zu stärken?

Es ist wichtig, geduldig mit dir selbst zu sein, denn deine psychischen Symptome haben physische Ursachen, die sich im Laufe der Zeit verändert haben. Du darfst dir die Zeit und den Raum geben, um zu heilen und neue Wege zu finden, mit deinen Erfahrungen umzugehen.

Für mich war es wie eine Befreiung, als ich endlich verstand, dass meine emotionalen Probleme und Symptome tatsächlich auch physiologische Ursachen hatten und es eben nicht so einfach möglich war, diese Umstrukturierungen in meinem System wieder zu verändern. Ich hatte immer so hohe Ansprüche an mich selbst, was meine Heilung betraf, dass ich mir damit letztlich nur mehr schadete als half, aber das verstand ich zu dem Zeitpunkt noch nicht. Mein Nervensystem im dauerhaften Alarmmodus, die erhöhte Wachsamkeit, diese enormen Schwierigkeiten, intensive Emotionen zu regulieren, die Erinnerungen, die mich mit so viel Schmerz überwältigten, dass nur körperlicher Schmerz imstande war, diese Empfindungen zu dämpfen, die innere Abspaltung von mir – all das waren nicht einfach nur Macken, die auf meine Willensschwäche zurückgeführt werden konnten. Es waren Ausdrücke eines Körpers, der sich in ständiger Bedrohung, Angst und Gewalt entwickeln musste, eines Körpers, der mit viel zu vielen Stresshormonen überflutet wurde.

Lange dachte ich auch, völlig wahnsinnig und verrückt zu sein, weil ich öfter die Erfahrung machte, neben meinem Körper zu stehen, als würde er mir nicht gehören. Wie bereits beschrieben, trennte ich mich als Kind immer dann von mir, wenn der Schmerz und Ekel zu unerträglich wurden. Auch in meiner Jugend machte ich diese Erfahrung noch oft, vor allem wenn mich Flashbacks heimsuchten. Wenn mir der Ausstieg aus mir nicht gelang, griff ich zu Selbstverletzungen. Ich hatte lange keine Begriffe dafür und wusste nicht, was mit mir geschah, ich dachte einfach, ich sei eben kaputt und verrückt. Heute weiß ich, dass meine Seele sich tatsächlich von meinem Körper abspaltete, dass ich dissoziierte. Diese Abspaltung ist ein Überlebensmechanismus, der die Seele vom unerträglichen Schmerz der Situation erlöst. Mein Körper hat letztlich alles dafür getan, um zu überleben und mich zu schützen. Und ich habe meinen Körper so lange so sehr verachtet, wollte ihn unbedingt loswerden und bestrafte ihn immer wieder. Es brauchte viele Jahre, um mich mit ihm zu versöhnen, und diese Versöhnung begann damit, dass ich ihn nicht mehr für seine Reaktionen ablehnte, sondern verstand, wieso er auf diese Weise reagierte.

Ich verstand, dass nicht mein Körper das Problem war, dass nicht ich kaputt und falsch war, sondern dass das, was mir angetan worden war, kaputt und falsch war. Die Strategien, die mein Körper entwickelte, waren normale, intelligente Reaktionen auf unnormale, grausame Situationen.

MINENFELD BEZIEHUNGEN

Die Erziehungsmethoden der schwarzen Pädagogik, geprägt durch Gewalt und Unterdrückung, führen häufig zu langfristigen Beziehungsunfähigkeiten, was ja damals auch ausdrücklich erwünscht war. Menschen, die unter den Bedingungen der schwarzen Pädagogik aufwachsen, sind auch im Erwachsenenalter oft nicht in der Lage, Vertrauen zu anderen aufzubauen. Sie haben aber auch große Probleme, in sich selbst zu vertrauen. Der konstante Mangel an Vertrauen resultiert aus dem ständigen Gefühl von Bedrohung, Unsicherheit und Angst vor Gewalt, dem die Kinder ausgesetzt sind, was automatisch zu einer Schutzhaltung führt.

Diese Unfähigkeit, zu vertrauen, kann damit erklärt werden, dass eine sichere Bindung in der Kindheit die Basis für Selbstsicherheit, Autonomie und Unabhängigkeit bildet, wie wir heute aus der Bindungsforschung wissen. Bowlby und Ainsworth nannten das die »sichere Basis«, die durch eine einfühlsame und verlässliche Bezugsperson in der frühen Kindheit entsteht. Ausgehend von dieser sicheren Basis, traut sich das Kind, zu explorieren, also eigenständig die Welt zu erkunden, und entwickelt somit Autonomie und ein sicheres Selbstgefühl.[111]

Das Explorationsverhalten fördert die kognitive Entwicklung von Kindern und stärkt das Selbstvertrauen, was sie im gesamten Leben befähigt, Neues zu wagen, auszuprobieren und zu lernen. Das Explorationsverhalten von Kindern wird allerdings nur aktiviert, wenn sie sich sicher fühlen, was wiederum davon abhängt, wie die Bezugsperson auf das Bindungsverhalten des Kindes reagiert. Autonomie schließt also keineswegs Bindung aus, sondern wird durch Bindung gestärkt. Wollen wir psychisch stabile, starke und selbstbewusste Kinder großziehen, ist die sichere Bindung die Basis dafür. Im Umkehrschluss lässt sich dementsprechend festhalten, dass eine unsichere Bindung in der Kindheit psychische Instabilität und Unsicherheit fördert.

Menschen, die ein unsicheres Bindungsmuster haben, leben also häufiger mit psychischen und emotionalen Belastungen und einem geringen Selbstvertrauen, was sich auf sämtliche Lebensbereiche auswirkt. Sie haben große Probleme in zwischenmenschlichen Beziehungen, weil sie sich nicht wirklich einlassen und vertrauen können. Sie sind in ihrer beruflichen Entfaltung gehemmt, weil sie sich selbst kaum etwas zutrauen und zu große Angst vor Fehlern haben. Sie fühlen sich oft unsicher und unzulänglich, weil sie ein negatives Selbstbild und kein Selbstvertrauen haben. Als Langzeitkonsequenz manifestiert sich all das in einem latenten Gefühl der Unzufriedenheit, weil sie für sich nicht das Leben gestalten können, das sie eigentlich wollen. Oft wissen sie auch gar nicht, was sie überhaupt wollen, weil sie lernen mussten, ihre eigenen Bedürfnisse und Gefühle zu unterdrücken und zu verleugnen.

Das Bindungsverhaltenssystem von Kindern, also zum Beispiel weinen, schreien oder anders auf sich aufmerksam machen, wird dann aktiviert, wenn sie negative Gefühle erleben und von ihrer Bezugsperson Hilfe bei der Regulation brauchen. An dieser Stelle ist die Feinfühligkeit der Bezugsperson von hoher Wichtigkeit. Diese Feinfühligkeit zeigt sich im Verhalten der Mutter und ihren Reaktionen auf die Signale des Kindes. Ainsworth definierte vier Komponenten, die die mütterliche Feinfühligkeit ausmachen: die Wahrnehmung der Signale des Kindes, die Interpretation der Signale, die angemessene Antwort darauf und die Promptheit der Reaktion.

Ein Kind weint beispielsweise, weil es Hunger hat. Die Mutter nimmt dieses Weinen wahr, beachtet das Kind also, anschließend interpretiert sie das Weinen als Ausdruck eines Bedürfnisses. Mütter wissen in der Regel sehr gut, was ihr Kind braucht, und so wird die Mutter nun versuchen, das Bedürfnis des Kindes zu erfüllen, indem sie es zum Beispiel füttert. Folgt diese Reaktion prompt, sind alle vier Komponenten von Feinfühligkeit gegeben und somit der Grundstein für eine sichere Bindung gelegt.[112]

Wir wissen mittlerweile, dass viele Generationen in Deutschland aufgrund der schwarzen Pädagogik ohne diese sichere Basis aufgewachsen sind und somit auch kein sicheres Bindungsmuster entwickeln konnten. Die daraus resultierenden vielfältigen Probleme sehen wir in allen Formen von Beziehungen und dem Umgang mit Emotionen und Bedürfnissen.

Kinder, die in einem gewaltvollen Umfeld aufgewachsen sind, zeigen häufig Schwierigkeiten, in sozialen Situationen selbstsicher zu interagieren, empathische Beziehungen zu entwickeln und sich emotional auf andere einzulassen, was zu sozialer Isolation führen kann.

Um wirklich nahe Beziehungen eingehen zu können, sind das Verstehen und Teilen der Emotionen und Bedürfnisse anderer genauso erforderlich wie das Teilen der eigenen Emotionen und Bedürfnisse. Häufig lernen Kinder, die Gewalt erfahren, jedoch, ihre eigenen Emotionen und Bedürfnisse zu unterdrücken, was ihre Fähigkeit zur Empathie und Offenheit in Beziehungen beeinträchtigen kann.[113]

Es kann einerseits zu einer beschränkten Empathiefähigkeit kommen, andererseits kann es aber im Gegenteil auch zu einer sehr hohen emotionalen Empfänglichkeit für die Gefühle anderer kommen, die durch die erhöhte Wachsamkeit, das heißt die Hypervigilanz, zu erklären ist. Kinder in instabilen Haushalten, wo die Stimmung der Erwachsenen unberechenbar ist und jederzeit kippen kann, lernen, die Gefühle der Erwachsenen bestmöglich und frühestmöglich wahrzunehmen, um darauf reagieren und die drohende Gefahr abwenden zu können. Da Kinder in solchen Familien auch häufig für die Emotionen der Erwachsenen verantwortlich gemacht werden, sehen sie es auch als ihre Aufgabe an, die Empfindungen der Bezugspersonen zu erkennen und etwas dagegen zu tun.

Diese erhöhte Wachsamkeit und deine feinen Antennen für die Wahrnehmung deiner Umwelt können es dir im späteren Leben schwer machen, in Beziehungen schlechte Stimmungen auszuhalten, weil du diese als nahende Bedrohung erlebst und dich permanent verantwortlich dafür fühlst. Wenn dein Partner zum Beispiel auch nur im Geringsten schlecht gelaunt ist, löst das womöglich in dir eine innere Unruhe und aufsteigende Angst aus, verbunden mit dem Gefühl, für die Stimmung verantwortlich zu sein und etwas dagegen tun zu müssen. Stellst du Fragen wie: »Ist alles okay? Habe ich was falsch gemacht? Bist du sauer auf mich? Bist du genervt von mir? Was kann ich machen?«? Solche Fragen sollen in einer entsprechenden Situation der Rückversicherung dienen. Deine Aufmerksamkeit für Stimmungsschwankungen oder Änderungen im Gemütszustand der Bezugspersonen ist sehr hoch, und das kann für dich sehr belastend sein, weil eben jede kleinste Veränderung Unsicherheit und Stress auslösen kann. Auch der Fokus auf die Erfüllung der Bedürfnisse anderer mündet oft in Selbstaufgabe und Erschöpfung. Du hast gelernt, verantwortlich für die Gefühle und Bedürfnisse deiner Bezugspersonen zu sein und deine eigenen unterdrücken zu müssen.

Diese erhöhte Wachsamkeit kann es Betroffenen auf eine Art erleichtern, sich empathisch in andere einzufühlen, weil sie die Gefühle anderer sehr aufmerksam wahrnehmen, hat aber ihre Wurzeln in Angst und einem alten Überlebensmechanismus. Hinsichtlich ihrer eigenen Gefühle und Bedürfnisse haben Betroffene häufig gemeinsam, dass sie diese zu unterdrücken versuchen, oft keinen Zugang zu ihren Bedürfnissen haben und sie dementsprechend ständig vernachlässigen. Sie wissen häufig nicht, was sie brauchen, und können das auch nicht konstruktiv kommunizieren. Kombiniert mit der verzerrten Wahrnehmung von Gefahr und der Neigung zu heftigen emotionalen Reaktionen, Dysregulation und impulsiven, schädlichen Verhaltensweisen, legt das den perfekten Nährboden für Missverständnisse und Konflikte.

Kinder aus solch einem Umfeld haben gelernt, dass sie keinen eigenen Willen zeigen dürfen, schließlich war es lange Zeit ein Hauptanliegen der Kindererziehung, den Kindern ihren »boshaften Eigenwillen« auszutreiben. Bedürfnisse wurden im Rahmen der schwarzen Pädagogik systematisch vernachlässigt und ignoriert.

Die Entwicklung gesunder Kommunikationsfähigkeiten, die es für stabile Beziehungen braucht, wird durch das Fehlen des emotionalen Verständnisses im Erziehungsprozess langfristig behindert. Betroffenen fällt es deshalb oft schwer, stabile Beziehungen zu pflegen, da sie nicht lernen, ihre eigenen Bedürfnisse wahrzunehmen und damit umzugehen, und da sie auch Schwierigkeiten haben, die Bedürfnisse ihres Gegenübers nachzuvollziehen und realistisch einzuordnen.[114]

Aus der unsicheren Bindungserfahrung in der Kindheit können im Erwachsenenalter verschiedene Schutzstrategien entstehen, die entweder in eine zu stark angepasste oder zu stark abgrenzende Richtung gehen. Du ordnest dich unter oder rebellierst – beides passiert eher unbewusst und äußert sich in unterschiedlichen destruktiven Verhaltensweisen.

Je nachdem, in welche Richtung sich das unsichere Bindungsmuster entwickelt hat, also tendenziell eher vermeidend oder eher ängstlich-ambivalent, kann es Betroffenen schwerfallen, das Bedürfnis ihrer Beziehungsperson richtig zu werten und nicht als Bedrohung zu erleben.

Wenn du zum Beispiel ein eher ängstliches Bindungsmuster hast, ist es wahrscheinlich schwierig für dich, das normale Bedürfnis deines Partners nach Freiraum nicht als Zeichen für Trennungsabsichten zu sehen. Womöglich neigst du zu emotionaler Abhängigkeit und brauchst viel Rückversicherung und Kontakt, um dich in der Beziehung sicher zu fühlen. Meldet sich deine Beziehungsperson nun beispielsweise länger nicht, was sehr viele Gründe haben kann, beziehst du dies womöglich gleich auf dich und befürchtest, dass das ein Zeichen von mangelndem Interesse oder einer nahenden Trennung ist, was starke Angst in dir auslöst. Womöglich neigst du auch dazu, deine eigenen Bedürfnisse und Grenzen zu untergraben, um es der anderen Person recht zu machen und das Risiko für einen Konflikt zu minimieren. Du sagst »Ja«, obwohl du »Nein« sagen willst, du sagst »Alles gut«, obwohl du verletzt bist, du passt dich zu sehr an und verlierst dich dabei selbst. Das macht dich leider auch sehr anfällig für Menschen, die dich schlecht behandeln und keinerlei Rücksicht auf deine Gefühle, Bedürfnisse und Grenzen nehmen. Wenn du zusätzlich ein schwaches Selbstwertgefühl hast, neigst du vielleicht auch dazu, die alleinige Verantwortung für das Funktionieren der Beziehung zu übernehmen. Du hältst womöglich auch an Menschen fest, die dich nicht wertschätzen. Du versuchst andere, die dich immer wieder verletzen, davon zu überzeugen, dass du es wert bist, gut behandelt zu werden, statt zu gehen.

Vielleicht zeigst du in Konflikten auch forderndes Verhalten, versuchst, deine Partnerin beziehungsweise deinen Partner zu kontrollieren und die Nähe unbedingt wiederherzustellen. Dafür zahlst du auch den Preis der Selbstverleugnung. Kurzum: Du stellst Bindung über Autonomie, denn du findest Sicherheit in der Nähe und erlebst Angst in der Distanz.

Wenn du eher den vermeidenden Bindungsstil entwickelt hast, ist es genau andersherum. Verlangt deine Beziehungsperson zu viel Nähe und Kontakt, fühlst du dich schnell eingeengt und in deiner Autonomie und Freiheit bedroht. Ihr Bedürfnis nach Rückversicherung und Bestätigung kann sich dann für dich wie Erwartungsdruck, Kontrolle und Forderung anfühlen, was Stress in dir auslöst, weil du befürchtest, diesen Erwartungen nicht gerecht werden zu können. Aus Selbstschutz grenzt du dich manchmal zu sehr ab, suchst Abstand, verschließt dich emotional, vermeidest

Kompromisse und Verbindlichkeiten. Du mauerst vielleicht in Konflikten, ziehst dich zurück, wirst emotional distanziert oder reagierst abwehrend-aggressiv auf die Bedürfnisse deines Partners oder deiner Partnerin. Du setzt deine Bedürfnisse an die erste Stelle und stößt andere dabei von dir weg, ohne das immer bewusst zu wollen. Du ziehst dich zurück, denn du findest Sicherheit in der Autonomie und hast Angst bei zu viel Nähe.

Bindungsangst und Verlustangst sind häufige Langzeitfolgen einer unsicheren Kindheit, die auch nicht unbedingt getrennt voneinander auftreten. Jemand kann auch eine starke Verlustangst in Beziehungen erleben und deshalb eine Bindungsangst entwickeln, die davor schützen soll, sich überhaupt auf neue Beziehungen einzulassen. Das Pendel schwingt im Spektrum der Bindungsstörung zwischen Abhängigkeit und Isolation und stellt in jedem Fall eine enorme emotionale Belastung für Betroffene, aber auch für ihr Umfeld dar.

Wenn wir lernen, dass weder das Bedürfnis nach Nähe noch das Bedürfnis nach Freiraum ein Zeichen für Bedrohung sind, können wir anfangen, wirklich auf die Bedürfnisse unseres Gegenübers einzugehen, und gemeinsam Wege finden, einander in unseren verschiedenen Bedürfnissen zu unterstützen. Das setzt allerdings eine gesunde Kommunikation voraus, was vielen wegen ihrer ungesunden Prägung aus der Kindheit sehr schwerfällt.

Die wichtigen Kommunikationsfähigkeiten sind oft mangelhaft, da die betroffenen Kinder nie ermutigt wurden, ihre Gedanken und Gefühle auszudrücken, was den Nährboden für spätere Missverständnisse und Konflikte legt. Diese Kinder entwickeln oft eine eingeschränkte emotionale Ausdrucksfähigkeit, weil ihnen keine gesunden Bewältigungsmechanismen vermittelt wurden. Erlebst du nun in sozialen Situationen emotionalen Stress, kann es dir sehr schwerfallen, damit angemessen umzugehen. Vielleicht reagierst du aggressiv, vorwurfsvoll, fordernd, mit Gegenangriffen, passiv-aggressivem Verhalten oder aber defensiv und mit Rückzug und Verweigerung, vielleicht auch mit Ignorieren des anderen.

Die Unfähigkeit, emotional stabil zu bleiben und sich selbst emotional zu regulieren, erschwert die Gestaltung gesunder Beziehungen, da kleinste Konflikte schon ein gewisses Eskalationsrisiko mit sich bringen. Emotionale Dysregulation ist ein Hauptsymptom einer lang anhaltenden komplexen Mehrfachtraumatisierung und ist, wie wir mittlerweile wissen, mit einem Nervensystem verbunden, das aus dem Gleichgewicht geraten und im Daueralarm ist. Betroffene können überwältigend starke Emotionen wie etwa Angst, Wut oder Trauer erleben, die in keinem Verhältnis zu der auslösenden Situation stehen.

Zum Beispiel kann die auslösende Situation sein, dass dein Partner mehrere Stunden nicht auf deine Nachrichten antwortet. Deine emotionale Reaktion darauf könnte sehr intensive Angst sein, die sich bis in Panik steigert und sich auch in starken körperlichen Symptomen zeigt, beispielsweise durch Übelkeit, Schwindel, Atemnot oder Herzrasen. Dieses Gefühl kann so überwältigend sein, dass es zu unberechenbarem Verhalten führt und du die Kontrolle über deine Impulse verlierst. Du versuchst, die starke Emotion zu regulieren und den Auslöser zu verändern. Womöglich rufst du deinen Partner jetzt sehr oft an, wirst sehr fordernd, um den Kontakt und die Bindung zu sichern. Vielleicht nutzt du im schlimmsten Fall auch sehr ungesunde Bewältigungsstrategien wie Substanzmissbrauch oder selbstverletzendes Verhalten. Emotionale Dysregulation kann also eine kaum aushaltbare emotionale Anspannung auslösen, für die Betroffene in der Regel keine angemessenen Bewältigungsstrategien erlernt haben, da sie als Kinder mit ihren Emotionen alleingelassen wurden.[115]

All diese destruktiven Reaktions-, Kommunikations- und Beziehungsmuster zeigen sich nicht nur in privaten, sondern auch in beruflichen Beziehungen und übertragen sich auf alle sozialen Situationen im Leben. Von diesen vielschichtigen Beziehungsproblemen haben mir auch andere Betroffene immer wieder berichtet.

»Zwischenmenschliche Beziehungen sind oft schwierig, da ich starke emotionale Stimmungsschwankungen habe. Ich bin zwar immer für andere da, melde mich aber kaum bei Freunden, wenn ich mal jemanden brauche, weil ich denke, sie mögen mich vielleicht doch nicht so. Es ist schwer für

mich, Grenzen zu setzen. Ich lerne, jeden Tag mehr für mich einzustehen. Oft denke ich, dass ich Menschen störe und sie von mir genervt sind, ich zu viel und generell belastend bin.«

»Beziehungen sind mein Endgegner und triggern wortwörtlich die emotionale Hölle aus mir raus. Meine Verlassenheitsangst ist ein riesiges Problem und führt schon bei Kleinigkeiten dazu, dass ich so heftig emotional reagiere, was meistens in Wutausbrüchen oder Panikattacken endet. Ich weiß oft, dass ich völlig überreagiere, aber das Gefühl ist dann so stark, dass ich die Kontrolle verliere und mir manchmal die Haare ausreiße oder Ähnliches, dass ich mich danach tagelang schäme. Deshalb versuche ich auch, Single zu bleiben, obwohl ich eigentlich eine Beziehung will.«

»Ich habe in Beziehungen einen unsicheren Bindungsstil, weil ich ein schlechtes Selbstwertgefühl habe und Bestätigung von außen brauche. In engen Beziehungen habe ich Verlustangst und kann immer noch schwer Grenzen ziehen, aber es gelingt mir immer besser. Meine eigenen Bedürfnisse äußere ich fast nie, weil ich Angst vor Ablehnung habe.«

»Ich ignoriere meine Gefühle und kann mit niemandem über sie sprechen, ich schaff das einfach nicht. In zwischenmenschlichen Beziehungen kann ich nicht vertrauen, ich habe einen sehr kleinen Freundeskreis, meine aktuelle Beziehung ist für mich nur ein Kampf.«

»Ich möchte schon gerne eine Beziehung, aber es ist generell sehr schwer, die richtige Balance zwischen Nähe und Distanz zu haben. Ich hab sehr lange Menschen auf einer kontrollierbaren Distanz gehalten, habe viel Misstrauen. Mittlerweile lass ich Menschen näher an mich heran und kann auch besser damit umgehen, dass ich dadurch mehr getriggert werde. Ich hab Angst, verlassen zu werden, Angst, alleine zu sein, aber auch Bindungsangst.«

Ich persönlich kann mich in vielen Punkten selbst wiedererkennen und weiß, dass Beziehungen für mich die größte Herausforderung darstellen. Wenn ich Single bin, fürchte ich mich davor, jemanden kennenzulernen, und vermeide es, so gut ich kann. Wenn es mir dann doch passiert, dass ich jemandem eine Chance gebe und mich auf eine Beziehung einlasse, bereue ich es jedes Mal.

Als ich noch jünger war, vor allem in meinen frühen 20ern, habe ich mich immer an emotional unverfügbare Männer gebunden, die oft auch aggressiv waren und bei denen ich förmlich um Liebe und Zuwendung kämpfen musste, meine Bedürfnisse und Grenzen permanent untergraben habe und mich komplett selbst aufgab. Unbewusst habe ich hier die Bindungserfahrung aus meiner Kindheit reproduziert, was mir damals aber nicht bewusst war. Ich hatte Eltern, die emotional nicht verfügbar waren und um deren Liebe ich ständig kämpfen musste. Das gelang mir nie und so versuchte ich unbewusst, mir selbst zu beweisen, dass ich doch liebenswert bin, wenn ich nur endlich eine emotional unverfügbare Person dazu bringen könnte, mich auszuwählen und mich zu lieben. Ich wurde mit der Überzeugung groß, dass ich mit meinen Gefühlen und Bedürfnissen zu viel bin, zu sensibel und zu bedürftig. Gleichzeitig wurde mir beigebracht, dass ich zu wenig bin, nie gut genug, nie wertvoll und liebenswert genug. Als Erwachsene machte ich mich allein für die Probleme in Beziehungen verantwortlich. Ich richtete den Fokus immer darauf, dass mit mir etwas nicht stimmte, ohne jemals daran zu denken, dass ich vielleicht einfach ein emotional unverfügbares Gegenüber hatte. Ich hatte gelernt, meine Minderwertigkeitsgefühle mit ganz viel Aufopferung zu kompensieren, also gab ich in Beziehungen alles, was ich nur konnte, auch wenn ich nicht mal einen Bruchteil davon zurückbekam. Wenn ich mal ein Bedürfnis oder eine Grenze kommunizierte und mein Gegenüber das einfach überging und regelrecht auf meinen Gefühlen herumtrampelte, gab ich mir natürlich selbst die Schuld. Schließlich waren meine Bedürfnisse und Gefühle das Problem, nicht etwa die emotionale Unreife des anderen. Ich richtete meine Bedürfnisse an Menschen, die offensichtlich emotional nicht in der Lage waren, darauf einzugehen. Das heißt nicht, dass das schlechte oder bösartige Personen waren, aber schlichtweg Menschen, die nicht zu mir passten. Statt Beziehungen zu verlassen, die mir nicht guttaten, versuchte ich sie irgendwie passend zu machen, indem ich mich komplett verbog und anpasste und gleichzeitig hoffte, dass mein Gegenüber sich für mich ändert. So blieb ich manchmal viel zu lange in Beziehungen, die mir sehr schadeten. Denn ich war unfähig, Grenzen zu setzen und für mich selbst einzustehen. Als ich älter wurde, änderte sich das zunehmend, denn ich erkannte endlich, dass ich nicht grundsätzlich zu viel war. Ich war bloß zu viel für Menschen, die emotional nicht verfügbar waren, die selbst keinen Zugang zu ihren Gefühlen oder Bedürfnissen hatten und deshalb auch mit meinen überfordert waren. Ich begriff auch, dass ich nicht die alleinige Verantwortung für die Dynamik in einer Beziehung trug, weil diese Dynamik immer zwei Seiten braucht. Aber ich war verantwortlich dafür, von wem ich was erwartete, ich war verantwortlich dafür, in Beziehungen zu bleiben, die mir schadeten. Dieses Muster in mir zu erkennen, hat mich zumindest davon befreit, mich zu unverfügbaren, lieblosen und bedrohlichen Männern hingezogen zu fühlen.

Stattdessen merkte ich aber, dass ich niemanden mehr an mich heranlassen konnte, und wenn, dann war ich schlichtweg unfähig, zu vertrauen. Eifersucht auf andere war dabei nie ein großes Thema, sondern eher das ständige Misstrauen und Zweifel an den Gefühlen und der Ehrlichkeit meines Partners für mich. Egal, ob es rational auch noch so wenig Sinn ergab, meine Angst fand plausible Erklärungen dafür, dass ich ganz sicher bald verletzt, bedroht und verlassen werden würde. Es konnte alles wunderbar und harmonisch sein, bei der kleinsten Kleinigkeit der Stimmungsänderung oder Distanziertheit geriet ich in eine Angstspirale und verlor regelrecht den Bezug zur Realität, weil meine ganze Wahrnehmung von Angst getrübt war. Es verunsicherte mich, dass ich kaum einschätzen konnte, ob meine Ängste berechtigt waren, weil mein Gegenüber mir wirklich Gründe dafür gab, oder ob meine Ängste unbegründet und irrational waren. Diese Unsicherheit isolierte mich zunehmend. Statt um jeden Preis an Beziehungen festzuhalten, neigte ich immer mehr dazu, mich innerlich einzumauern und wegzulaufen. Allein war ich am besten dran – das wurde meine neue Überzeugung.

Ich habe große Bindungsangst und gleichzeitig große Verlustangst. Ich sehne mich so sehr nach Nähe und Geborgenheit, gleichzeitig gibt es kaum etwas, was mir mehr Angst macht.

Körperliche Nähe finde ich manchmal schön und manchmal so schrecklich, dass mein ganzer Körper bei Berührung zusammenzuckt und erstarrt. Ich kann mich nie ganz fallen lassen, vertraue nicht darauf, dass jemand verlässlich sein kann, und will immer alles allein machen, statt mir helfen zu lassen. Mich auf jemand anderes zu verlassen und Kontrolle abzugeben, erscheint mir komplett utopisch. Meine Unsicherheit und mein Misstrauen in Beziehungen haben mich über die Jahre zu der Überzeugung gebracht, dass ich allein am besten dran bin. Allein geht es mir meistens sehr gut, aber in Beziehungen werde ich zu einem Angstbündel und warte nur darauf, dass jeden Moment etwas Schlimmes passieren wird. Es ist definitiv besser geworden als früher, aber nicht gut genug, um mich wirklich auf Beziehungen einzulassen.

Ich brauche viel Rückversicherung, um mich sicher zu fühlen. Wenn ein Partner zum Beispiel länger abwesend ist, bin ich schnell von Angst erfüllt. Rational weiß ich dann meistens, dass diese Angst unbegründet ist, aber egal, wie sehr ich versuche, mit meinen Gedanken dagegenzuhalten, in meinem Nervensystem bricht trotzdem der pure Stress aus. Mein Verstand versteht, dass alles gut ist und ich sicher bin, mein Nervensystem fühlt aber etwas völlig anderes. Mein Verhalten kann von Anhänglichkeit in die komplett andere Richtung kippen, sodass ich mich mehr zurückziehe und Angst bekomme, meine Unabhängigkeit zu verlieren. Egal, was mein Gegenüber tut, es läuft früher oder später darauf hinaus, dass die Bindung und Nähe für mich unerträglich werden. Es ist ein Spiel, das ich einfach nie gewinnen kann, so scheint es mir oft. Trotzdem glaube ich daran, dass auch partnerschaftliche Beziehungen für mich und andere Betroffene möglich sind, auch wenn sie herausfordernd sind und sowohl Eigenverantwortung und Selbstreflexion als auch ein einfühlsames, emotional verfügbares Gegenüber brauchen.

Freundschaften sind hingegen leichter für mich. Ich habe einige wenige, dafür aber sehr enge Freundschaften, die teilweise seit meiner Kindheit und

Jugend bestehen und mir tatsächlich zeigten und zeigen, wie sich Vertrauen, Wertschätzung und Verbundenheit anfühlen. In meinen Freundschaften tendiere ich aber oft dazu, mich zurückzunehmen und meine Probleme mit mir allein auszumachen, weil ich immer befürchte, zu einer Belastung zu werden, sobald es mir nicht gut geht. Ich möchte alles allein schaffen und stark sein, gleichzeitig sehne ich mich sehr danach, mich im metaphorischen Sinne halten zu lassen und einfach mal schwach zu sein. Ich habe in meinem Leben vieles geschafft und überwunden, bin auf meinem Heilungsweg schon sehr weit gekommen und auch sehr stolz auf mich.

Beruflich habe ich mir meine Träume erfüllt und weiß genau, was ich will und was nicht. Aber partnerschaftliche Beziehungen romantischer Natur sind der Bereich meines Lebens, in dem ich es bis heute einfach nicht schaffe, Stabilität herzustellen. Vertrauen ist das Fundament, für das in meinem System aber einfach jeglicher Rohstoff fehlt; und jedes Beziehungsgebäude, das ich zu errichten versuche, stürzt früher oder später über mir ein. Ich weiß, wie man Liebe gibt, ich habe so viel davon im Herzen und liebe es, andere zu lieben. Aber ich habe einfach gar keine Ahnung, wie man Liebe empfängt, wie man sich wirklich geliebt und darin sicher fühlt. Ein Therapeut sagte vor vielen Jahren mal zu mir: »Gina, du weißt viel übers Geben, aber du kannst absolut nicht empfangen«, damals verstand ich überhaupt nicht, was er damit meinte, heute weiß ich, dass dieser eine Satz mein größtes Problem perfekt beschreibt. Es ist wie ein Fluch. Mein Herz fühlt alles so intensiv und kann so viel Liebe für andere empfinden, aber das Gefühl, geliebt zu werden, Liebe wirklich anzunehmen, zu empfangen, das scheint mein Herz einfach nicht zu verstehen, dabei gibt es nichts, was ich mir sehnlicher wünsche.

DIE KOMPLEXE POSTTRAUMATISCHE BELASTUNGSSTÖRUNG (KPTBS)

Traumata werden als Ereignisse von außergewöhnlicher Bedrohung definiert, die bei nahezu jedem Gefühle von tiefgreifender Verzweiflung auslösen würden und in einigen Fällen zu Traumafolgestörungen wie der posttraumatischen Belastungsstörung führen. Die klassische posttraumatische Belastungsstörung (PTBS) wurde im aktuellen internationalen Klassifikationssystem für psychische Erkrankungen, dem ICD-11, um eine komplexe Variante ergänzt. Die komplexe PTBS, also die kPTBS, tritt als Folge von lang andauernden traumatischen Ereignissen auf und umfasst gegenüber der PTBS zusätzliche Symptome.

Die kPTBS entwickelt sich häufig als Folge von dauerhaften und wiederholten Traumata, die typischerweise in der Kindheit durch körperliche, sexuelle und/oder psychische Gewalt auftreten. Diese Form der Traumafolgestörung geht, wie gesagt, über die klassische PTBS hinaus, da sie neben den Flashbacks, sich aufdrängenden Gedanken und Erinnerungen, Vermeidungsverhalten und der ständigen Übererregung durch zusätzliche Störungen in der Affektregulation, der Selbstwahrnehmung sowie in zwischenmenschlichen Beziehungen gekennzeichnet ist.[116]

Das lang anhaltende, sich wiederholende Trauma, insbesondere wenn dies in einem Kontext von Abhängigkeit und Machtungleichgewicht geschieht, wie beispielsweise bei Gewalt durch enge Bezugspersonen, verhindert eine effektive Verarbeitung der Erlebnisse und erhöht die Wahrscheinlichkeit, dass eine kPTBS entsteht.[117]

Ein zentrales Merkmal der kPTBS sind chronische Störungen in der Affekt- und Emotionsregulation, die sich in impulsiven Wutausbrüchen, emotionalen Zusammenbrüchen, starken Angstzuständen, emotionaler Taubheit oder Schwierigkeiten, Gefühle angemessen zu steuern, äußern. Diese Symptome gehen mit einer anhaltenden Dysregulation und Instabilität des emotionalen Systems einher. Sich über lange Zeit wiederholende traumatische Erlebnisse setzen, wie bereits beschrieben, neurologische Anpassungen in Gang, die später für die typischen Symptome wie Hypervigilanz und erhöhte Stressanfälligkeit sorgen.[118]

Die veränderte Funktion der Hypothalamus-Hypophysen-Nebennierenrinden-Achse (HPA-Achse) trägt zur körperlichen und emotionalen Dysregulation bei und hat erhebliche Folgen. Die dauerhafte Aktivierung dieses Stresssystems führt zu chronisch erhöhten Cortisolwerten, die sich negativ auf verschiedene Körperfunktionen auswirken und die Anfälligkeit für psychische, aber auch somatische Erkrankungen erhöhen, wie wir in den vorhergehenden Kapiteln schon genauer ergründet haben.[119]

Zusätzlich sind Störungen in der Selbstwahrnehmung charakteristisch, die sich durch ausgeprägte Schuld- oder Schamgefühle sowie ein negatives Selbstbild äußern. Diese verzerrte Selbstwahrnehmung kann einerseits als Folge von jahrelanger körperlicher Gewalt und sexuellem Missbrauch entstehen, andererseits kann sich das negative Selbstbild auch allein durch psychische und emotionale Gewalt entwickeln. Ständige Abwertung, Erniedrigung, Liebesentzug, Verspottung, Ignorieren, Schuldzuweisungen, emotionale Kälte, Isolation, Einsperren, Nahrungsentzug, Bedrohung und Vernachlässigung sämtlicher emotionaler Bedürfnisse waren wesentliche Erziehungsmaßnahmen der schwarzen Pädagogik.

Die negativen Überzeugungen, die als Folge in Bezug auf sich selbst im Kind entstehen, sorgen oft dauerhaft für ein Gefühl der Wertlosigkeit und Unzulänglichkeit und führen zu anhaltenden Problemen im Umgang mit sich selbst. Das negative Selbstbild geht oft einher mit überhöhten Selbstansprüchen und einer Neigung zu Selbstabwertung, Strenge und emotionaler Härte sich selbst gegenüber. Betroffene erwarten viel von sich, fühlen sich ständig getrieben, mehr und mehr leisten zu müssen, besser werden und mehr schaffen zu müssen und bloß keine Fehler zu machen. Der innere Leistungsdruck kann in Prokrastination münden und Perfektionismus erzeugen. Der strenge Umgang mit sich selbst zeigt sich in Unbarmherzigkeit sich selbst gegenüber, sobald ihnen ein Fehler unterläuft. Auch das Ignorieren eigener Bedürfnisse und Grenzen ist Ausdruck der Selbstabwertung und des nicht vorhandenen Selbstmitgefühls. »Ja« sagen, obwohl sie »Nein« sagen wollen, sich von anderen immer wieder verletzen lassen, sich entschuldigen, obwohl sie tief in sich spüren, dass sie eigentlich nichts falsch gemacht haben, bei Menschen bleiben, die ihnen nicht guttun, Gewohnheiten weiterführen, die ihnen schaden, nicht für sich einstehen, sich selbst nicht respektieren, sondern sich selbst immer wieder belügen und im Stich lassen – all das ist Ausdruck der schlechten Beziehung, die Betroffene oft zu sich selbst haben. Als hätten sich die Lieblosigkeit und abwertenden Stimmen ihrer Kindheit in ihrer eigenen inneren Stimme manifestiert. Kalt und streng hallt das Echo ihrer Vergangenheit in ihrem Kopf nach – bis sie sich eines Tages wieder mit sich selbst versöhnen.

Das Selbstbild Betroffener ist oft geprägt durch Glaubenssätze wie »Ich bin falsch, nicht gut genug, wertlos, nicht liebenswert, schuld, belastend, anstrengend, zu viel, zu wenig, kaputt, nicht erwünscht, nicht willkommen, nervig, zu bedürftig, zu sensibel, nicht wichtig, lächerlich, hilflos, bedeutungslos, mangelhaft, minderwertig, peinlich, eine Enttäuschung, ein Nichtsnutz …«.[120] Die daraus resultierenden Schwierigkeiten verstärken sich oft durch die negative Wahrnehmung in sozialen Beziehungen, wodurch Betroffene in einer negativen Rückkopplungsschleife gefangen bleiben. Ihre Überzeugungen über sich selbst verzerren ihre Wahrnehmung in sozialen Situationen. Unsere Wahrnehmung unterliegt verschiedenen selektiven Prozessen wie zum Beispiel der sogenannten Bestätigungsverzerrung, auch Confirmation Bias genannt.

Diese kognitive Verzerrung sorgt dafür, dass wir Informationen so auswählen, bewerten und interpretieren, dass sie unsere tiefsten Überzeugungen bestätigen und vermeintlich beweisen. Das bedeutet, unser Gehirn will das sehen, was es sowieso schon glaubt. Ein und dieselbe Situation kann also durch zwei verschiedene Gehirne komplett unterschiedlich bewertet werden. Nehmen wir beispielhaft einmal an, dass du zu einer Geburtstagsparty gehst, auf der dir auch viele dir unbekannte Menschen begegnen. In einer Ecke stehen drei junge, hübsche Frauen. Eine von ihnen schaut in deine Richtung und anschließend flüstert sie ihren Freundinnen etwas zu, woraufhin alle drei zu kichern beginnen und amüsiert in deine Richtung blicken. Diese Situation wird jetzt in deinem Gehirn unbewusst entsprechend deinen Überzeugungen und Glaubenssätzen interpretiert. Hast du eine Überzeugung über dich selbst, die besagt, dass du lächerlich bist, andere dich komisch finden und sowieso nicht mögen, wirst du dich in dieser Situation womöglich in dieser Überzeugung bestätigt fühlen. »Das war ja mal wieder klar, ich weiß schon, warum ich solche Partys meide« oder ähnliche Gedanken steigen vielleicht in dir auf, Scham macht sich in deinem Körper breit, du fühlst dich unwohl und willst am liebsten direkt wieder gehen. Doch als du dich umdrehst, siehst du, dass zwei Männer schräg hinter dir sichtlich angetrunken herumalbern und schwankend miteinander tanzen. Einer von ihnen lallt etwas in Richtung der drei Frauen, die daraufhin wieder in Gekicher ausbrechen. Du realisierst, dass die ganze Situation gar nichts mit dir zu tun hatte und die Frauen nicht zu dir, sondern zu den beiden Männern geschaut haben. In deiner selektiven Wahrnehmung war nur überhaupt kein Platz für andere Möglichkeiten, weil dein Gehirn die Situation sofort als Beweis für deine tief liegenden Überzeugungen gewertet hat.

Die Bestätigungsverzerrung soll deinem Gehirn eigentlich Arbeit abnehmen und die Komplexität der Welt reduzieren, sie ist aber ein besonders fieser Mechanismus, wenn wir so viele negative Überzeugungen über uns selbst in uns tragen. Das negative Selbstbild fühlt sich so immer wieder bestätigt, und Betroffene können in einer schmerzhaften Rückkopplungsschleife gefangen bleiben, die Beziehungen und soziale Situationen sehr herausfordernd macht und die Entwicklung von Vertrauen erschwert.[121]

In engen Beziehungen spielt dieser Mechanismus ebenfalls eine sehr große Rolle und zeigt sich in sehr vielen alltäglichen wie auch besonderen Situationen. Wenn dein Partner oder deine Partnerin beispielsweise mal eine längere Zeit als gewöhnlich nicht erreichbar ist und nicht auf deine Nachrichten antwortet, kann das emotionalen Stress und Angst auslösen, weil du die Situation unbewusst als Bestätigung interpretierst, dass du nicht wichtig bist, nicht geliebt wirst, vergessen oder verlassen wirst oder Ähnliches. Einige Stunden später stellt sich vielleicht heraus, dass es auf der Arbeit deines Partners einen Notfall gab, weswegen er sich schlichtweg nicht melden konnte, was wieder rein gar nichts mit dir zu tun hatte. Ich könnte noch viele solcher Beispiele nennen, die das Prinzip der Bestätigungsverzerrung verdeutlichen. Besonders wichtig ist mir aber, an dieser Stelle zu betonen, dass Überzeugungen und kognitive Prozesse, vor allem im Kontext von Trauma, nicht einfach mit positiven Gedanken aufgelöst werden können, wie es öfter mal bei dem Thema suggeriert wird. Viele unserer dysfunktionalen Grundannahmen sind tief im Unterbewusstsein verankert und mit emotionalen Prozessen und körperlichen Reaktionen verbunden, die Teil einer komplexen, alten Überlebensstrategie sind, die wiederum mit neurobiologischen Anpassungen verknüpft ist. Wer glaubt, das mit Gedankenkraft allein lösen zu können, missachtet damit die Komplexität unserer Psyche und die tiefgreifenden Veränderungen, die Mehrfachtraumatisierungen im Körper, Gehirn und Nervensystem Betroffener auslösen.

Zwischenmenschliche Probleme stellen ein wesentliches Symptom der kPTBS dar, weil hier die verschiedenen Langzeitfolgen des Entwicklungstraumas am meisten zum Vorschein kommen. Das ist vor allem dann so, wenn das Entwicklungstrauma mit einem Bindungstrauma einhergeht, was leider häufig der Fall ist. Die Traumafolgen und die vielen Wiedererkennungsreize sind unmittelbar mit Beziehung, Liebe und Nähe verknüpft. Beziehungen werden zu einem emotionalen Minenfeld, auf dem Betroffene jeden Schritt fürchten.

Die typischen Beziehungsprobleme umfassen unter anderem dauerhaftes Misstrauen, Fehlinterpretationen von Situationen, ständige Unsicherheit und Zweifel, Schwierigkeiten beim Aufbau und Erhalt von Stabilität und verschiedene Bindungsstörungen, die auf die traumatischen Erlebnisse in der Kindheit zurückzuführen sind, vor allem wenn die Bedrohung von den Bezugspersonen ausging. Fehlende Sicherheit und Unterstützung in frühen Bindungen erschweren es Betroffenen, später Bindungen einzugehen und aufrechtzuerhalten, die auf Vertrauen und Stabilität basieren, denn in ihrem System ist Bindung, wie bereits erläutert, direkt mit ständig lauernder Gefahr und emotionalem Schmerz verknüpft.[122]

In vielen Fällen führen diese Erfahrungen dazu, dass Betroffene entweder übermäßige Nähe suchen, um Sicherheit zu gewinnen, oder aber emotionale Distanz wahren, aus Angst, erneut verletzt zu werden. In jedem Fall entsteht ein unsicheres Bindungsmuster.[123]

Zwischenmenschliche Schwierigkeiten und dysfunktionale Beziehungsmuster bleiben eine der größten Herausforderungen für die Betroffenen, da sie auch unmittelbar mit den emotionalen Herausforderungen zusammenhängen, die ihr dysreguliertes Nervensystem mit sich bringt. Diese dysfunktionalen Muster verdeutlichen die Notwendigkeit therapeutischer Interventionen, die gezielt darauf abstellen, emotionale und soziale Fähigkeiten sowie Bindungsfähigkeiten zu stärken.[124]

Je mehr ich mich mit den Langzeitfolgen von Mehrfachtraumatisierungen in der Kindheit befasse, desto klarer werden bestimmte Symptomgruppen, die immer wieder zu beobachten sind. Auch wenn natürlich jeder Mensch noch individuelle Faktoren mitbringt, die die Ausprägung der Langzeitfolgen und Entstehung verschiedener psychischer Erkrankungen beeinflussen, so gibt es im Kern doch auffällige Gemeinsamkeiten. Unabhängig von den häufig gestellten Diagnosen bei Betroffenen wie PTBS, kPTBS, Depressionen, Angststörungen, Essstörungen und Persönlichkeitsstörungen scheinen wir sehr häufig eine Art Trauma-Dreiheit zu teilen:

1. Sehr intensive Emotionen, die kaum aushaltbar sind, im Wechsel mit emotionaler Taubheit, Gelähmtheit und Dissoziation – die zwei gefühlten Extreme eines dysregulierten Nervensystems, das ständig in Alarmbereitschaft ist und Stress nicht gut händeln kann.

2. Die Schwierigkeiten, stabile und gesunde Beziehungen mit Vertrauen einzugehen und aufrechtzuerhalten, unsichere Bindungsmuster und Probleme, sich generell in sozialen Situationen zugehörig und sicher zu fühlen.

3. Abgerundet wird diese Triade des Traumas mit dem oft sehr negativen Selbstbild, andauernden Minderwertigkeitsgefühlen, einem überhöhten Selbstanspruch und einem sehr strengen, oft abwertenden Umgang mit sich selbst.

Diese drei Bereiche greifen auch ineinander und können sich gegenseitig bestärken oder abmildern. Der emotionale Zustand der Dysregulation ist am schwierigsten beeinflussbar, da unsere Amygdala, die innere Alarmanlage, bekanntermaßen von Logik getrennt und dauerhaft hyperaktiv ist. Zudem arbeitet sie nicht so gut mit ihren Kollegen im limbischen System zusammen, wie es bei einem gesund entwickelten Gehirn der Fall wäre. Dennoch können Emotionsregulation und Impulskontrolle trainiert und zumindest in Teilen verbessert werden.

Beziehungen werden bei Betroffenen mit Bindungstrauma unausweichlich oft die innere Alarmanlage aktivieren. Hier können wir zumindest insofern Einfluss nehmen, als dass wir uns ganz bewusst sichere Beziehungen mit emotional sicheren und verfügbaren Menschen aufbauen, statt Verbindungen aufrechtzuerhalten, die uns offensichtlich nicht guttun. Das braucht aber die Fähigkeit, für sich selbst einzustehen und sich abzugrenzen, was wiederum mit unserem Selbstbild und dem Umgang mit uns selbst zusammenhängt. So greifen diese drei Bereiche nahtlos ineinander und spielen auch im Prozess der Heilung eine sehr wichtige Rolle.

6. KAPITEL

HEILUNG UND THERAPIE

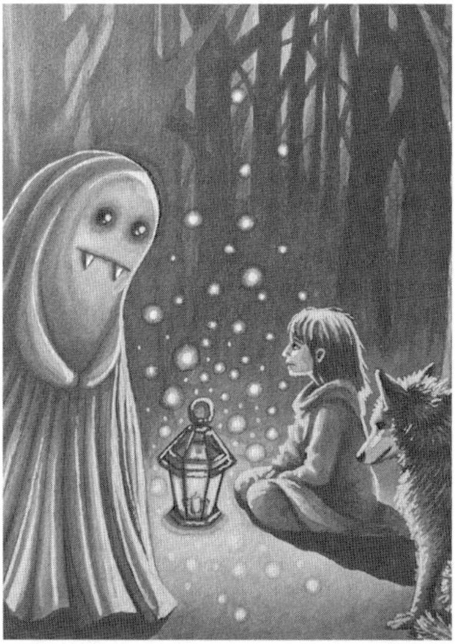

»Ich bin müde vom vielen Laufen, aber fürchte mich davor, stehen zu bleiben, weil mich die Monster einholen könnten«, sagte das Mädchen erschöpft. »Lass sie uns einholen, lass sie kommen und sich vorstellen«, erwiderte der Wolf. »Aber sie sind so unheimlich, ich will sie nicht treffen.« »Sobald du sie ansiehst, werden sie ihren Schrecken verlieren.« Und so machten das Mädchen und der Wolf eine Pause, um die Bewohner ihrer Welt kennenzulernen.

Heilung« bedeutet die Wiederherstellung der körperlichen und seelischen Integrität und die Rückbildung einer Erkrankung oder Verletzung. Im Zusammenhang mit Entwicklungstrauma ist eine vollständige Rückbildung der seelischen Verletzungen nicht immer möglich, denn manche Wunden heilen nie ganz. Schwerwiegende, sich über lange Zeit wiederholende traumatische Erlebnisse brennen sich tief in das Gehirn und Nervensystem ein und hinterlassen teilweise Spuren, die nicht mehr vollständig ausradiert werden können.

Trotzdem sind wir zu sehr viel Heilung und Verbesserung in der Lage, auch wenn wir den Umstand akzeptieren müssen, dass wir vielleicht nie gänzlich geheilt sein werden, niemals genauso stabil und »normal« sein können wie ein Mensch, der ohne all diese Erfahrungen, sondern umgeben von Liebe und in Sicherheit groß wurde. Symptome, die aus strukturellen neurobiologischen Veränderungen resultieren, werden vielleicht nie komplett verschwinden können. Dazu gehören zum Beispiel die emotionale Dysregulation, erhöhte Wachsamkeit, Ängstlichkeit und Stressanfälligkeit.

HEILUNG ALS PROZESS, NICHT ALS ZIEL

Heilung ist definitiv möglich, aber nicht im Sinne einer hundertprozentigen Rückbildung aller Symptome – und die Akzeptanz dieses Umstandes kann den Heilungsprozess sehr erleichtern. Ich möchte dich dazu einladen, Heilung mehr als Prozess, als Weg zu sehen statt als Ziel, an dem du ankommen musst. Es ist eine Reise ins Unbekannte, zu der wir aufbrechen. Heilung ist kein Ziel, das du erreichst, und dann war´s das einfach mit allen Symptomen und Prägungen. Du überschreitest keine Ziellinie und bist dann fertig mit dem Weg. Die Reise ist nicht einfach eines Tages vorbei.

Stattdessen passiert Heilung beim Laufen auf dem Weg durch deine innere Welt, stetig schreitest du voran und heilst mit jedem Schritt ein Stückchen mehr. Nun ist dieser Weg aber auch nicht einfach linear. Es ist ein Weg, auf dem du nicht nur Fortschritte machst. Manchmal trittst du lange auf der Stelle und drehst dich im Kreis, weißt einfach nicht, wie du weitergehen sollst. Manchmal machst du einen Schritt zurück, manchmal auch viele Rückschritte und stehst plötzlich wieder an einer Stelle, die du eigentlich schon längst hinter dir gelassen hast. Und manchmal wird der Weg so anstrengend, dass du zusammenbrichst und gar nicht mehr stehen kannst. Dann liegst du in der Dunkelheit am Boden und musst wieder Kraft sammeln, um aufzustehen. Vielleicht hetzt du dich dann selbst, zwingst dich, gefälligst gleich wieder aufzustehen, erlaubst dir keine Pause, weil du endlich an diesem verdammten Ziel ankommen willst. Getrieben von dem Schmerz, der dich verfolgt, dem Trauma, das du nicht fühlen willst. Du hast keine Zeit zu verlieren und so schleppst du dich weiter und weiter, mit brennendem Herzen und wunden Füßen, getrieben von der Angst, niemals anzukommen. Dann kommt wieder der Moment, in dem du zurückfällst und dich wieder aufraffst, wieder und wieder. Bis du irgendwann keine Kraft mehr übrig hast und einfach liegen bleibst. Dein Körper zwingt dich, weil du so erschöpft bist. Dann akzeptierst du es, und vor lauter Kraftlosigkeit kämpfst du nicht mehr gegen dich, sondern erlaubst deinem Körper auszuruhen und beginnst damit, dich um deine wunden Füße zu kümmern. Es sind manchmal genau diese dunklen Momente der Erschöpfung am Rande der Kapitulation, in denen sich die kleine Glut der Hoffnung in dir zeigt. Sie kann über alle möglichen Wege zu dir gelangen, egal, ob durch eine Begegnung mit Mensch oder Tier, einen einzelnen Satz, ein Bild, eine liebevolle Geste, die richtigen Worte zur richtigen Zeit, einen Augenblick des Verständnisses oder was auch immer.

Bei mir kam dieser Funke kurz nach einem Suizidversuch mit 19 Jahren in Form eines Huskys in mein Leben. Meine Hündin Layla zeigt mir seit über 12 Jahren, was echte Liebe, Vertrauen und Lebensfreude bedeuten.

Halte Ausschau nach diesen Boten, die dir ein kleines Licht bringen, wenn du am Boden liegst. Es reicht ein kleiner Lichtfunken, um den Mut zu fassen, die Dunkelheit um dich herum anzuschauen, statt ihr entfliehen zu wollen.

Irgendwann hast du wieder Kraft, stehst auf und gehst deinen Weg weiter, mit leichterem Herzen und erholten Füßen.

Ich hatte sehr lange den Anspruch an mich selbst, vollständig zu heilen, völlig symptomfrei und am besten sowieso ein ganz anderer Mensch zu werden. Ich hatte eine lange Liste mit Zielen für meine Weiterentwicklung, als wäre Heilung eine To-do-Liste, die ich so schnell wie möglich abarbeiten muss. Meine größten Probleme hatte ich immer mit meinen intensiven Emotionen, Flashbacks und Beziehungen. Also nahm ich mir vor, ein tiefenentspannter und gelassener Mensch zu werden, dem es gelingt, jegliche Emotion zu kontrollieren und stets in seiner friedlichen Mitte zu ruhen. In Beziehungen wollte ich frei von Bedürftigkeit werden und mich loslösen von jeder emotionalen Abhängigkeit und Ängstlichkeit und stattdessen voll und ganz vertrauen. Außerdem nahm ich mir vor, meine Vergangenheit loszulassen, Frieden zu schließen, zu vergeben und all meine Erfahrungen als Geschenk zu sehen, da ich ohne sie nicht wäre, wer ich heute bin. Voller Frieden, Ruhe, Weisheit und stets in mir selbst ruhend, losgelöst von äußeren Einflüssen – so sah ich die beste Version meines Ichs vor meinem inneren Auge.

Nun, es dauerte ein paar Jahre, aber dann fiel mein wackliges Kartenhaus aus Selbsttäuschungen in sich zusammen und mein unrealistischer Selbstanspruch zwang mich mal wieder erschöpft in die Knie. Egal, wie viel ich meditierte, positiv zu denken versuchte, Dankbarkeitstagebücher führte, Affirmationen in den Spiegel aufsagte, mir einredete, dass ich allen vergeben habe – diese perfekte Variante von mir selbst, die ich in meinem Kopf hatte, wollte einfach nicht dauerhafte Realität werden. Immer wieder erlebte ich diesen alten Schmerz, die Ängste, die Albträume und Flashbacks, die Heftigkeit meiner Emotionen, die ich nicht abstellen konnte, die Unsicherheit in Beziehungen, die dem Vertrauen einfach nicht weichen wollte. Trotz all der tollen Affirmationen blickte ich in den Spiegel und fühlte tief in mir immer noch die Verachtung, die ich schon als Kind gefühlt hatte, immer wenn ich neben mir gestanden und die Schwäche meines Körpers verabscheut hatte.

Ich war sauer auf mich, wütend und frustriert von meiner Unfähigkeit, endlich besser zu werden. Schließlich tat ich doch so viel, ich tat alles, was ich von weisen spirituellen Lehrern lernte, ich las ein Buch nach dem anderen, ich schaute etliche Vorträge über persönliche Weiterentwicklung, lernte immer mehr und mehr und probierte alle möglichen Übungen aus, um endlich wieder vollständig und heil zu werden. In Beziehungen versuchte ich krampfhaft, entspannt zu bleiben, was schon ein Widerspruch in sich ist. Ich versuchte, mir niemals Sorgen zu machen und komplett zu vertrauen. Irgendwie wollte das aber einfach nicht klappen, egal, wie sehr mein Kopf es sich vornahm, mein Körper fühlte, was er immer schon fühlte, und ließ sich keineswegs von meinen positiven Gedanken beeindrucken. Mein Nervensystem verspottete mich still und heimlich, wenn ich mal wieder positive Affirmationen in meinen Spiegel brabbelte. Immer wenn ich intensive Symptome erlebte, wie zum Beispiel Flashbacks oder Panikattacken, wurde ich unsagbar wütend auf mich selbst.

Ich sah Heilung als Leistung, die ich bestmöglich und schnellstmöglich ausführen musste. Die Aufgaben auf meiner Liste mussten erfüllt werden, doch es wollte mir einfach nicht gelingen. Es war ein weiter Weg, bis ich endlich verstand, dass Heilung ganz anders aussah, als ich sie mir vorgestellt hatte.

Heilung bestand nicht aus Erleuchtung und bedingungsloser Gelassenheit, grünen Smoothies, Affirmationen, Meditationen, ständiger Positivität, innerem Frieden, purer Dankbarkeit und grenzenloser Vergebung. Ich hatte das Konzept von Heilung so romantisiert und verkannt. Heilung war nicht immer nur anmutig strahlend im Glanze von Licht und Liebe. Manchmal war es die reine Dunkelheit, gefüllt mit unausgesprochenen Geheimnissen, die darauf warteten, sich zeigen zu dürfen. Manchmal war es die pure Abscheulichkeit, die vollständig gefühlt und laut hinausgeschrien werden musste. Oft war es der Mut, die düstersten Geschöpfe in meinem Inneren zu besuchen, vor denen ich mich so viele Jahre versteckt hatte. Heilung passierte dann, wenn ich weinend, in ein Kissen schreiend und nach Luft ringend auf dem Boden kauerte und mich selbst schaukelte, während mein Körper verkrampfte und zitterte. Heilung fand auch dann statt, wenn ich Rückschritte machte, mich doch mal wieder selbst verletzte, mir blaue Flecken ins Gesicht schlug oder meine Sammlung an Narben durch neue Wunden vergrößerte, mich aber anschließend um meine Wunden kümmerte und mir vergeben konnte. Heilung passierte, als ich den Mann konfrontierte, der mir als Kind Unaussprechliches angetan hatte, als ich seinen Ausreden zuhörte und anschließend nicht aufhören konnte, mich zu übergeben. Heilung geschah, als ich von Albträumen gequält wach wurde, die stille Nacht mit meinen Schreien erfüllte und mich an mein Kuscheltier klammerte, mir selbst zuredend, dass alles gut sei und niemand mir wehtun könne. Ich heilte in den vielen Momenten, in denen ich zum hundertsten Mal meinen Rasierer kaputt machte und mit der Klinge in meinen zittrigen Händen auf dem Boden im Bad saß, während ich innerlich mit mir kämpfte und es irgendwann schaffte, die Klinge in den Müll zu werfen. Heilung fand statt, wenn ich an Panik zu ersticken drohte, währenddessen Eiswürfel an meine geschwollenen Augen drückte und Ammoniak inhalierte, um meinen Körper aus meiner Kindheit zurück ins Hier und Jetzt zu holen. Ich heilte, als ich fünf Stunden brauchte, um eine Kartoffel zu essen, als ich weinend eine Buchstabensuppe löffelte, weil ich drei Tage nichts essen konnte und mein Körper immer noch jedes Essen verweigerte. Heilung geschah in all diesen Momenten, in denen ich über die dunkelsten Kräfte in mir triumphierte und erschöpft die Arena ohne Zuschauer verließ. Nein, Heilung war nicht wie in meiner Fantasie leuchtend, friedlich und erhaben. Heilung war oft sehr, sehr hässlich, dunkel, ermüdend und verdammt einsam.

THERAPIEANSÄTZE ZUR BEHANDLUNG VON TRAUMAFOLGESTÖRUNGEN

Vielleicht hast du ja schon Therapieerfahrung? Eine Therapie ist jedenfalls absolut wichtig. Auch wenn wir uns selbst sehr viel in dem Prozess der Bewältigung unterstützen und zu unserer Heilung beitragen können, gibt es doch nichts, was eine Psychotherapie ersetzt. Ich möchte dir hier zwar einige Therapieansätze vorstellen, jedoch gibt es noch viele mehr. Meine Absicht ist in diesem Kapitel vor allem, dich zu ermutigen, dir helfen zu lassen und dich für eine Therapie zu öffnen, weil ich weiß, wie schwer dieser Schritt sein kann. Keine Selbsthilfestrategie der Welt kann bei schweren psychischen Erkrankungen und Traumafolgestörungen einen Ersatz für professionelle Therapie bieten, auch wenn Selbsthilfe ein sehr zentrales unterstützendes Element deiner Heilung ist. Welche Therapieform die richtige für dich ist und welche Selbsthilfestrategien du in dir stärken kannst, hängt natürlich auch davon ab, welche Traumata du erlebt hast und vor allem unter welchen Folgen du heute leidest.

Eine Therapie kann dir einen geschützten und sicheren Rahmen bieten, in dem du deine Erfahrungen ungefiltert teilen kannst. Es kann eine große Überwindung für dich sein, dich überhaupt jemandem anzuvertrauen und zu öffnen, aber um den Kreislauf des Traumas zu durchbrechen, müssen wir auch den Kreislauf des Schweigens durchbrechen. Der Widerstand, den du dabei möglicherweise in dir fühlst, ist völlig normal und nachvollziehbar, schließlich hast du gelernt, dass es nicht sicher für dich ist, dich offen mitzuteilen und über deine Gefühle zu sprechen. Reden ist Silber, Schweigen ist Gold. Dieses Sprichwort kennen wir wahrscheinlich alle, und es verdeutlicht nur abermals, wie tief die Kultur des Schweigens und Verdrängens in unserer Gesellschaft verwurzelt ist.

Das Unbehagen, das aufkommt, wenn du daran denkst, all deine Erlebnisse in einer Therapie zu teilen, ist nicht unbegründet. Je mehr das Reden innerlich für dich mit Bedrohung verknüpft ist, desto schwerer wird es für dich. Gefühle umfassen immer ein Spektrum und wir alle schwingen im Leben darin hin und her. Es kann ein ganz leichtes Gefühl von Widerstand sein, purer Stress, Scham- und Schuldgefühle oder so starke Angst, dass dir übel wird. Es kann beängstigend sein, aber da wo Angst ist, wird auch Mut geboren. Manchmal braucht es für die ersten Schritte zur Heilung nichts Geringeres als ein paar Momente des Mutes.

Ich persönlich habe mich lange Zeit gegen Therapien gesträubt. Das rührte vor allem daher, dass ich während meiner Jugend viele schlechte Erfahrungen mit Ärzten und Psychotherapeuten gemacht hatte. Doch als erwachsene junge Frau sprach ich in einer Beratungsstelle für Opfer sexualisierter Gewalt vor und erzählte einer mir fremden Mitarbeiterin dort meine Geschichte. Sie war die erste Person, der ich von dem Missbrauch meiner Kindheit und Jugend erzählte. Bis heute fällt es mir schwer, das Wort »Vergewaltigung« auszusprechen oder auch nur aufzuschreiben, wie jetzt gerade, als hätte ich mir dieses Wort verboten, gestrichen aus meinem Vokabular. Ich verwende meist die Begriffe »sexueller Missbrauch« oder »Gewalt«, was beides ebenso zutreffend ist, aber das Geschehene doch nicht beim Namen nennt. Die Taten beim Namen zu nennen und sie laut auszusprechen, war wichtiger Bestandteil meiner zurückgewonnenen Selbstermächtigung.

Ich saß also mit Anfang 20 da und stotterte vor mich hin, unfähig, meine Erlebnisse und mein Anliegen in Worte zu kleiden, obwohl ich eigentlich eine durchaus eloquente Person war. Ich hatte ganz vergessen, wie stark meine innere Blockade bei diesem Thema war, hatte ich doch selbst gar keine Worte dafür. Schließlich durfte ich darüber ja niemals sprechen, »unser kleines Geheimnis« nie verraten. Aber ich tat es, Silbe für Silbe sprach ich das Unaussprechliche aus, und die geduldige Frau von der Hilfsstelle hörte mir zu und sprach immer dann, wenn ich kurz meine Stimme unter Tränen verlor. Sie weiß es nicht und vermutlich hat sie mich längst vergessen, aber sie war ein unglaublich wichtiger Zwischenstopp auf meiner Reise; sie ermutigte mich, mich all dem Trauma in mir zu stellen, darüber zu sprechen und eine Therapie anzufangen. Und eines Tages habe ich mich dann zum Glück noch mal überwunden und tatsächlich eine Therapie angefangen. Meine damalige Therapeutin war der erste Mensch, dem ich mich richtig öffnen konnte, bei dem ich mich sicher und verstanden genug fühlte.

Viele Therapien und Therapeuten hatte ich bereits in meiner Jugend kennengelernt, aber nie konnte ich mich darauf einlassen. Ich schätze, das lag vor allem an meinem Alter und den riesigen Mauern, die ich um mich errichtet hatte, aber durchaus auch hier und da an mangelndem Einfühlungsvermögen der Therapeuten, die mich manchmal zu schnell aufgaben. Ich habe es ihnen sicherlich nicht leicht gemacht, oft dissoziierte ich die gesamte Stunde und saß da wie ein Stein, der komplett leblos und leer darauf wartete, bei den Worten »Das war's für heute, du kannst jetzt gehen« wieder lebendig zu werden. Als ich erwachsen wurde, konnte ich meine Mauern zumindest stückchenweise einreißen.

In meiner ersten Stunde bei meiner Therapeutin spürte ich, wie unsagbar schwer es mir fiel, irgendwas zu sagen oder sie anzusehen. Ich starrte auf den Boden, war supernervös, mein Körper war total angespannt, ich fühlte mich einfach nur sehr unwohl und wollte am liebsten direkt wieder gehen. Dennoch war ich in der Zwischenzeit mutiger geworden und entschlossen, mir mein Leben nicht von meiner Angst diktieren zu lassen. Ich wusste, ich muss es wenigstens versuchen. Also fing ich an zu sprechen. Erst leise, verkrampft und kurz angebunden, während ich außerdem nach jedem zweiten Satz weinen musste. Dann konnte ich irgendwann reden und gleichzeitig meine Augen vom Boden lösen, ich hatte es sogar geschafft, ein paar Sekunden Augenkontakt zu meiner Therapeutin zu halten, und brach nur noch einmal pro Sitzung in Tränen aus. Und nach Monaten kam die erste Therapiestunde, in der ich nicht weinen musste, nicht eine einzige Träne. Ich wurde lauter, bestimmter und sicherer in meinen Worten und meiner Körperhaltung. Meine Haltung war offen und zugewandt, ich sah meine Therapeutin beim Sprechen meistens an und redete frei heraus, ohne darüber nachzudenken, ob ich das jetzt sagen darf. Ich gestikulierte wild umher, statt völlig verkrampft und wie ein Sack Sand dazusitzen. Ich konnte sogar manchmal mit meiner Therapeutin herzlich lachen.

Das teile ich mit dir, um dir zu zeigen, dass Therapie für manche Menschen anfangs sehr unangenehm, sogar beängstigend sein kann, dies aber nicht gleich bedeutet, dass es nicht besser und dir nichts bringen wird. Therapie kann sich anfangs eher so anfühlen, als würde es nichts Gutes bewirken oder als würde es dir sogar schlechter dadurch gehen. Das ist ganz normal und oft eine Art Nebenwirkung der Psychotherapie. Lass dich davon nicht täuschen und entmutigen. Heilung ist manchmal schwer und unangenehm. Manchmal grinst Heilung dich mit einer hässlichen Fratze an, verängstigt dich und bringt dich dem Aufgeben nahe. Ich kann das sehr gut nachempfinden, weil ich die Angst gut kenne. Aber da, wo Angst ist, wird auch Mut geboren. Es kann keinen Mut ohne Angst geben, und es braucht Mut, um diesen alten bedrohlichen und mächtigen Kreislauf aus Gewalt, Angst und Schweigen zu durchbrechen.

Es braucht meiner Erfahrung nach auch eine gewisse Bereitschaft zur Offenheit und Besserung, damit eine Therapie wirken kann. Erst als ich diese Bereitschaft und die nötige Portion Mut mitbrachte, haben mir therapeutische Behandlungen wirklich geholfen. Ich weiß, dass die Bereitschaft und Entschlossenheit zur Heilung auch in dir vorhanden sind, sonst würdest du das hier wahrscheinlich gerade nicht lesen. Ich weiß, dass du Angst hast, aber ich weiß auch, wie mutig du sein kannst – indem du dieses Buch liest, hast du dich schon in eine aktive Auseinandersetzung mit deinem Trauma begeben.

Auf den folgenden Seiten möchte ich dir gern ein paar Therapieformen vorstellen, die bei der Behandlung von Traumafolgestörungen besonders gute Erfolge erzielen können.

Traumatherapie spielt eine entscheidende Rolle bei der Bewältigung von Traumafolgen und kann relativ flexibel gestaltet und an die Bedürfnisse der Betroffenen angepasst werden. Sie bietet Ansätze und Methoden, um sich mit individuellen Traumata auseinanderzusetzen, und schafft eine sichere Umgebung zur Verarbeitung dieser Erfahrungen. Zentrale Aspekte der Traumatherapie sind die Stabilisierung des Patienten oder der Patientin und die Schaffung eines vertrauensvollen Raumes, in dem offenes Sprechen über Erlebnisse ermöglicht wird. Diese Umgebung ist grundlegend, um das Vertrauen zwischen Therapeut und Klient zu stärken und somit eine stabile Basis für den Heilungsprozess zu schaffen.

TF-KVT

Die traumafokussierte kognitive Verhaltenstherapie, abgekürzt Tf-KVT, gehört zu den am besten evidenzbasierten Therapieformen für die Behandlung von Traumafolgestörungen und zeigt bemerkenswerte Ergebnisse. Ich persönlich habe mit dieser Therapieform auch sehr gute Erfahrungen gemacht. Sie basiert auf der systematischen Konfrontation mit traumatischen Erinnerungen in der Vorstellung oder in der Realität, um die emotionale Belastung der Erinnerungen zu reduzieren und schrittweise eine Integration in das Gedächtnis zu ermöglichen.

Ziel der Tf-KVT ist es, klassische Symptome wie Intrusionen, Vermeidungsverhalten und Übererregung zu mindern. Gleichzeitig integriert sie kognitive Ansätze, um dysfunktionale Überzeugungen, die durch das Trauma entstanden sind, gezielt zu verändern. Wie wir bereits wissen, leiden Betroffene häufig unter einem sehr verzerrten Selbstbild und haben dysfunktionale Glaubenssätze über sich selbst, die ihnen das Leben erschweren. Auch erlernte Reaktionsmuster werden aufgedeckt und schrittweise verändert. Die Tf-KVT ist insbesondere bei kPTBS wirksam, da sie auf wesentliche Aspekte wie emotionale Instabilität und das negative Selbstbild zugeschnitten ist.[125] Außerdem konnte die Wirksamkeit dieser Methode nicht nur auf psychischer Ebene, sondern auch durch physiologische Effekte belegt werden, da die Desensibilisierung gegenüber traumatischen Erinnerungen mit einer Reduktion der Amygdala-Aktivität einhergehen kann. Auch wenn die Hyperaktivität der Amygdala nicht vollständig behoben werden kann, so ist doch jede Verbesserung erstrebenswert, egal, wie klein sie sein mag.

EMDR

Eine weitere verbreitete und evidenzbasierte Therapieform zur Behandlung von Traumafolgestörungen ist EMDR: Eye Movement Desensitization and Reprocessing. Diese Methode kombiniert bilaterale Stimulation, insbesondere Augenbewegungen, mit der Verarbeitung belastender Erinnerungen, um deren Fragmentierung zu verringern und so die emotionale Belastung zu reduzieren. Ziel ist vor allem eine schrittweise Neuverarbeitung des Erlebten im Gehirn. Das ist vor allem bei Betroffenen sinnvoll, die sehr unter Flashbacks und Vermeidung leiden. EMDR hat sich deshalb besonders bei der klassischen PTBS als effektiv erwiesen, wird aber zunehmend auch bei kPTBS angewendet. Vor allem der sanfte Zugang zu traumatischen Erinnerungen, der unter anderem durch eine Stabilisierung im Vorfeld und ein schrittweises Vorgehen sichergestellt wird, macht diese Methode für schwer traumatisierte Personen empfehlenswert, da sie weniger emotional überwältigend ist als klassische Expositionstechniken. EMDR hat sich aber auch als wirksam bei anderen Störungsbildern gezeigt, die zwar nicht durch ein Trauma, aber dennoch durch sehr belastende Ereignisse hervorgerufen wurden.[126]

KÖRPERZENTRIERTE ANSÄTZE

Bei den körperzentrierten Ansätzen wie »Somatic Experiencing« stehen, wie der Name schon sagt, der Körper und die physiologischen Reaktionen auf Trauma im Mittelpunkt. Auch wenn der Kontakt und die Arbeit mit dem Körper meiner Meinung nach sehr wichtig für Traumabetroffene sind, sollten diese Ansätze trotzdem mit Vorsicht angegangen werden. Für manche kann es sehr unangenehm sein, sich dann plötzlich intensiv mit dem Körper zu verbinden und ihn aktiv zu spüren, und ich habe schon öfter fragwürdige Angebote von Beratern gesehen, die versprechen, Trauma mit Körperarbeit aufzulösen, aber keinerlei Ausbildung in dem Bereich hatten. Gerade bei schlimmen Gewalterfahrungen kommt es neben Flashbacks auch oft zu Dissoziationen, einer Abspaltung vom Körper. Es braucht hier ein feinfühliges und schrittweises Herantasten, das durch professionelle Hilfe begleitet werden muss. Hier wären passende begleitende psychotherapeutische Interventionen hilfreich. Die Regulation des Nervensystems über den Körper halte ich aber grundsätzlich für beinahe unerlässlich, denn Trauma ist vor allem im Nervensystem und Körper als eine Art chronische Stressreaktion gespeichert. Es geht in den körperzentrierten Ansätzen vor allem darum, zu lernen, diese somatischen Traumareaktionen zu regulieren, indem der im Körper gespeicherte Stress schrittweise abgebaut wird. Besonders bei kPTBS, wo somatische Beschwerden und Dysregulationen des autonomen Nervensystems häufig wesentliche Bestandteile sind, erweist sich dieser Ansatz als besonders relevant.[127]

GRUPPENTHERAPIEN

Gruppentherapien bieten eine wertvolle Ergänzung zur individuellen psychotherapeutischen Behandlung, indem sie soziale Unterstützung und emotionale Sicherheit fördern. Gerade Menschen, deren Kindheitsgeschichte besonders von Isolation und Ausgrenzung geprägt ist, was in den meisten

Biografien von Kindheitstrauma-Betroffenen der Fall ist, können von dem sozialen Aspekt einer Gruppentherapie, aber auch anderen Formen der Gemeinschaft profitieren. Insbesondere für Personen mit kPTBS, die häufig an Bindungsstörungen leiden, kann der Austausch in einer Gruppe Vertrauen und Resilienz stärken. Gruppentherapien können das Gefühl der Isolation und Scham, das bei vielen Betroffenen vorherrscht, deutlich reduzieren und gleichzeitig den Austausch von Bewältigungsstrategien ermöglichen.[128]

Bei der Gruppentherapie differenziert man nochmals verschiedene Ansätze. Das Konzept des »gemeinschaftlichen Reparenting« als eine Form der Gruppentherapie kann für die Betroffenen eine gute Möglichkeit sein, durch unterstützende Gruppeninteraktionen neue Beziehungserfahrungen zu machen.

MODULARE THERAPIEFORMEN

Modulare Therapieansätze stellen eine vielversprechende Entwicklung im Bereich der kPTBS-Behandlung dar, da sie die spezifischen Bedürfnisse der Betroffenen besonders berücksichtigen. Modulare Ansätze kann man sich vereinfacht wie ein Baukastensystem vorstellen, in dem Elemente aus verschiedenen Therapieformen zum Einsatz kommen, je nachdem, welche Symptome und Bedürfnisse bei den einzelnen Patienten im Mittelpunkt stehen. So können auf die Person zugeschnittene Therapiepläne erstellt werden. Kognitive Ansätze etwa können genutzt werden, um an Glaubenssystemen und dysfunktionalen Überzeugungen zu arbeiten. Elemente aus der Dialektisch-Behavioralen Therapie (DBT) können beispielsweise sehr sinnvoll für Betroffene sein, die unter impulsivem und selbstschädigendem Verhalten wie Selbstverletzung leiden. DBT wurde ursprünglich für Borderline-Patienten entwickelt und stellt Affektregulation in den Mittelpunkt, was auch für Traumabetroffene sehr wichtig sein kann. Borderline-Betroffene sind ebenfalls oft Traumabetroffene, deshalb gibt es viele Überschneidungen zwischen den Diagnosen Borderline und kPTBS. Modulare Therapieformen sind auch vor dem Hintergrund sinnvoll, dass es zu den meisten Diagnosen komorbide Störungen gibt, also Betroffene oft unter mehreren Diagnosen und Symptomgruppen leiden. Durch die flexible Kombination verschiedener therapeutischer Module, beispielsweise zu Themen wie Affektregulation, Beziehungsstörungen und negativem Selbstbild, können individuelle Therapiepläne entwickelt werden, wodurch sich wiederum die Erfolgschancen der Therapie erhöhen.[129]

Zusammenfassend lässt sich festhalten, dass eine Vielzahl effektiver Therapieansätze existiert, um Traumafolgestörungen, zu denen die verschiedensten Krankheitsbilder gehören können, zu behandeln. Die hier aufgezählten sind nur einige Ansätze, die sich für Traumabewältigung bewährt haben, es gibt jedoch noch mehr Möglichkeiten, sich therapeutisch begleiten zu lassen. Die Weiterentwicklung und Anpassung dieser Methoden bleibt außerdem entscheidend, um die individuellen Bedürfnisse der Betroffenen optimal zu berücksichtigen und langfristige Heilung zu ermöglichen.

Welcher Ansatz für dich der richtige ist, kannst du durch Reflexion und Ausprobieren herausfinden. Es kann auch hilfreich sein, dich mit deinem Arzt oder deiner Ärztin darüber auszutauschen oder generell in den Austausch mit anderen darüber zu gehen. Hier sind ein paar Reflexionsfragen für dich, die dir etwas mehr Klarheit verschaffen können:

- Welche Erfahrungen hast du bereits mit verschiedenen Therapieformen gemacht?
- Gab es Ansätze, die dir besonders geholfen oder die dir große Schwierigkeiten bereitet haben?
- Wie wichtig ist es für dich, in einem geschützten und vertrauensvollen Rahmen über deine Erlebnisse zu sprechen?
- Fühlst du dich bereit, dich emotional zu öffnen?
- Hast du eine besondere Vorliebe für kreative oder körperzentrierte Ansätze oder fühlst du dich wohler bei kognitiven und analytischen Methoden?

- Wie stehst du zu Gruppentherapien? Könntest du dir vorstellen, in einer Gruppe Unterstützung zu finden und deine Erfahrungen zu teilen?

- Welche spezifischen Symptome oder Herausforderungen möchtest du in deiner Therapie angehen? Gibt es bestimmte Bereiche, die dir besonders wichtig sind?

- Wie viel Flexibilität und individuelle Anpassung deiner Therapie sind dir wichtig?

- Bevorzugst du strukturierte Ansätze oder ein modular aufgebautes System, das auf deine Bedürfnisse zugeschnitten ist?

- Welche Rolle spielt für dich die Verbindung zwischen Körper und Psyche in der Therapie? Bist du offen dafür, mit körperzentrierten Methoden zu arbeiten?

- Welche Erwartungen hast du an den Heilungsprozess, und bist du bereit, Geduld mit dir selbst zu haben, während du verschiedene Ansätze ausprobierst?

POTENZIALE UND GRENZEN DER HEILUNG

Die Heilung von Kindheitstraumata erfordert eine umfassende Betrachtung neurobiologischer und psychosozialer Prozesse, um sowohl die körperlichen als auch die emotionalen Langzeitfolgen zu adressieren. Mittlerweile gibt es schon viele wirksame Methoden und Therapieformen, die einen ganzheitlichen Blick auf die Symptome Betroffener einnehmen und auch individuelle Bedürfnisse einbeziehen. Trotz dieser Fortschritte bleiben in vielen Fällen strukturelle neurobiologische Veränderungen in den Systemen Betroffener bestehen, die die vollständige Heilung im Sinne einer hundertprozentigen Rückbildung aller Symptome einschränken können.

Reduzierte Konnektivität zwischen dem präfrontalen Kortex und der Amygdala, wie sie häufig bei Betroffenen von Kindheitstraumata auftritt, erschwert die Emotionsregulation nachhaltig, auch wenn die Fähigkeit zur Selbstregulation trainiert und verbessert werden kann. Diese Veränderungen, darunter ein reduziertes Volumen des Hippocampus und eine überaktive Amygdala, die mit Symptomen wie Hypervigilanz und emotionaler Dysregulation verbunden sind, sind oft nicht vollständig reversibel. Die aktuelle Forschung zeigt jedoch, dass durch gezielte Therapieansätze zumindest teilweise eine Wiederherstellung der Funktionalität des präfrontalen Kortex möglich ist, was die Fähigkeit zur Selbstregulation verbessern kann. Gleichzeitig eröffnet die Neuroplastizität des Gehirns Perspektiven für Anpassungs- und Heilungsprozesse. »Neuronale Plastizität« beschreibt die Fähigkeit des Gehirns, sich strukturell durch Training zu verändern. Diese Veränderung in Funktion und Aufbau von Verbindungen zwischen Nervenzellen ist also zumindest begrenzt möglich. Insbesondere bei jüngeren Betroffenen können durch therapeutische Interventionen neue neuronale Verbindungen gebildet und alte kompensiert werden, was zu einer Verringerung negativer Symptome beiträgt.[130]

Allerdings bleibt offen, wie lange solche Neuroplastizitätsprozesse andauern und welche Faktoren deren Wirksamkeit beeinflussen können. Wichtig ist, zu verstehen, dass Besserung und auch Heilung als Prozess auf jeden Fall möglich sind. Wir müssen uns aber möglicherweise von dem Ziel verabschieden, exakt genauso werden zu können wie Menschen, die ohne traumatische Einflüsse aufwuchsen. Als meine Therapeutin mich bei unserem ersten Treffen fragte, was mich zu ihr führe, sagte ich: »Ich will endlich normal werden und dass das Kaputte in mir heile wird.« Es wurde zum Kernthema meiner Therapie, mich selbst nicht mehr als kaputt zu sehen, als etwas, was repariert werden muss, sondern mich zu akzeptieren, wie ich bin, statt ständig danach zu streben, komplett anders zu werden.

Natürlich wünsche ich mir auch heute noch manchmal, komplett »normal« zu sein. Ich will Emotionen in einem normalen Ausmaß fühlen, ohne von ihnen überwältigt und zerdrückt zu werden. Ich will in der Lage sein, mein inneres Alarmsystem zu kontrollieren, um weniger misstrauisch und ängstlich zu sein. Ich hätte auch verdammt gern ein stabiles Nervensystem, das nicht hoch wachsam durchs Leben läuft, ständig in Erwartung einer neuen Gefahr, ständig in angespannter Bereitschaft, die Flucht zu ergreifen. Dann würde sich mein Körper öfter erlauben, auszuruhen, tief zu schlafen und regelmäßig zu essen, dann hätte ich mehr Appetit und es gäbe nicht mehr diesen ständigen Konflikt zwischen Hunger und gleichzeitiger Nahrungsverweigerung meines Körpers. Wenn ich keine emotionale Dysregulation mehr erleben würde, müsste ich auch nie wieder dem Impuls zur Selbstverletzung standhalten. Wenn mein Körper nicht mehr von innen brennen würde, müsste ich nie mehr dem Verlangen widerstehen, das Feuer mit äußerem Schmerz zu löschen.

Ich will nie wieder in meinem Leben ein Flashback oder einen Albtraum von den hässlichsten Erinnerungen erleben, will nie wieder die Panik fühlen, die mir die Kehle zuschnürt. Was würde ich alles tun, um diese Erinnerungen einfach zu löschen und nie wieder fühlen zu müssen! Dann würde ich auch nie wieder aus meinem Körper aussteigen und neben mir stehen. Ich träume oft davon, ein sicheres Bindungsmuster zu haben, um vertrauen und mich sicher fühlen zu können, ohne mich und andere zu sabotieren. Wie schön könnten Beziehungen sein, wenn ich nicht bei jeder Kleinigkeit dysregulieren würde und so viel Zeit für Selbstregulation aufbringen müsste, nur um mich normal zu fühlen. Was würde ich geben, um mich einmal wirklich in die Arme eines Menschen fallen zu lassen, voller Vertrauen und ohne zu befürchten, von denselben Armen erdrückt zu werden! Ich sehne mich so sehr danach, schwach sein zu dürfen und gehalten zu werden.

Du siehst, ich kenne die Sehnsucht nach vollkommener Heilung. Ich bin mir sicher, dass diese Sehnsucht auch dich belastet und dass du den Frust kennst, der aufkommt, wenn du wieder Symptome erlebst, wenn du wieder so »unnormal« stark fühlst. Ich wünsche mir für dich, dass du deinen Fortschritt und deine Heilung anerkennst, auch wenn du immer noch Symptome erlebst. Vielleich gehen sie auch niemals ganz weg und vielleicht ist genau dieser Umstand eine Schlucht auf dem Weg deiner Reise, über die du noch eine Brücke bauen wirst. Die Brücke besteht aus Akzeptanz, Selbstmitgefühl, Geduld und Hoffnung. Manchmal bedeutet »Heilung«, Mauern in dir einzureißen, manchmal musst du dich mit Drachen anfreunden oder eben Brücken bauen. Jeder Schritt ist kostbar und verdient deine Würdigung. »Heilung« bedeutet nicht, vollkommen und ganz zu werden, es heißt nicht, die »beste Version« von dir und hundertprozentig symptomfrei zu werden, sondern zu erkennen, dass du bereits vollkommen und ganz bist, mit all deinen Wunden, mit all deinen Gefühlen und all deinen Spuren der Vergangenheit. Du musst also nicht erst noch ganz werden, sondern erkennen, dass du bereits ganz bist.

Wenn ich heute gefragt werde, wie ich es geschafft habe, symptomfrei zu werden und zu heilen, sage ich gern: Ja, ich heile, aber ich bin keinesfalls symptomfrei. Meine Symptome sind in den letzten zehn Jahren meines Lebens deutlich weniger geworden, sie sind seltener, schwächer und lange nicht mehr so mächtig wie früher. Sie bestimmen mein Leben nicht mehr und trotzdem sind sie immer noch Teil meines Lebens. Ich erlebe sie noch, aber ich weiß heute, dass ich das händeln kann, dass ich sie aushalten kann und dass ich vor allem für mich da sein kann. Mein veränderter Umgang mit mir und meinen Symptomen hat den größten Unterschied in meinem Leben gemacht. Dabei hat mir die Therapie enorm geholfen, weil ich durch sie erst erkannte, wie selbstzerstörerisch ich war, mit all meinen Zielen der Selbstoptimierung. Ich habe solche Angst vor dem Drachen in mir gehabt, dass ich nur damit beschäftigt war, ihm auszuweichen und ihn irgendwie aus der Ferne zu bekämpfen. Nicht eine Sekunde zog ich die Möglichkeit in Betracht, dass er gar keine Gefahr für mich war. Er war nicht mein Feind, sondern im Gegenteil, eigentlich war er mein Beschützer, der nur orientierungslos und einsam war. Das verstand ich erst, als ich den Mut fand, mich ihm zu stellen, ihn wirklich anzusehen und mit ihm zusammenzuarbeiten, statt wegzulaufen. In den nächsten Kapiteln teile ich Wege der Selbsthilfe, die dir ebenfalls dabei helfen können, Freundschaft mit all deinen inneren Anteilen zu schließen. Bitte bedenke dabei trotzdem, dass all das nur begleitende Maßnahmen sind, die dich unterstützen, aber eine Psychotherapie nicht ersetzen können.

7. KAPITEL

RESILIENZFÖRDERUNG UND SELBSTHILFE

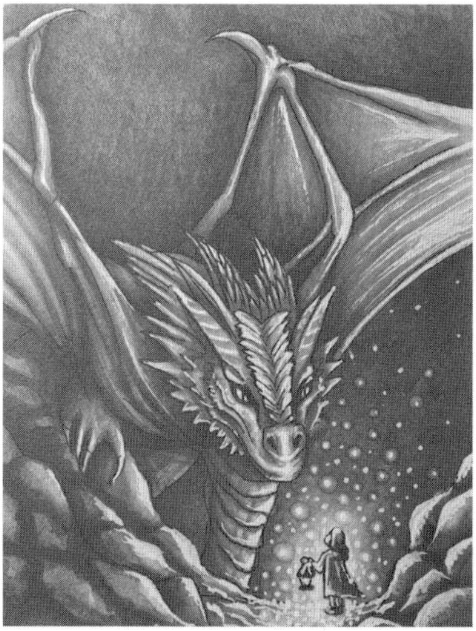

»Ich habe Angst vor dem Drachen, der mein Herz beschützt. Ich habe ihn in die Berge verbannt, die mein Herz umschließen«, sprach das Mädchen. »Er ist dein Wächter, aber er ist frustriert und tobt. Drachen brauchen Raum zum Fliegen«, antwortete der Wolf. »Dann muss ich wohl zu ihm und ihn befreien«, sprach das Mädchen voller Mut.

Die Möglichkeiten der Selbsthilfe und Förderung der Resilienz sind entscheidende Elemente, um Heilungsprozesse zu fördern und langfristig die Lebensqualität zu verbessern. Je nachdem, unter welchen Symptomen du leidest, haben nicht alle Strategien der Selbsthilfe einen Nutzen für dich. So individuell die Zusammensetzung eines Entwicklungstraumas ist, so individuell sind auch die Traumafolgen und folglich auch die Strategien, die deiner Heilung dienlich sind. Dabei spielt – neben einer psychotherapeutischen Begleitung – der Aufbau von inneren und äußeren Ressourcen eine große Rolle. Innere Ressourcen sind Fähigkeiten wie Selbstmitgefühl und Selbstreflexion, die dir helfen können, mit den emotionalen Auswirkungen von Trauma umzugehen. Äußere Ressourcen umfassen Strategien und Aktivitäten, die zur Bewältigung von Symptomen eingesetzt werden und körperliche oder soziale Elemente beinhalten, wie kreative Betätigung oder Sport.

Wesentlich ist dabei der Aspekt des Selbstmitgefühls, der die Fähigkeiten umfasst, sich selbst ehrlich zu reflektieren und dabei mitfühlend und wohlwollend zu sich zu sein. Auch Selbstfürsorge ist Ausdruck von Selbstmitgefühl. Für sich selbst zu sorgen, bedeutet mehr, als ab und zu Pausen zu machen und sich Gutes zu tun. Selbstfürsorge heißt auch, für sich selbst einzustehen, Grenzen zu setzen, sich durchzusetzen und Verantwortung für das eigene Glück und generell das eigene Leben zu übernehmen. Sich selbst die eigenen Gefühle zu erlauben und sich wichtig zu nehmen, sich selbst nicht zu belügen, sind ebenfalls Akte der Selbstfürsorge.

Als ich beispielsweise von mir erwartete, ganz schnell zu heilen und frei von allen negativen Emotionen und stattdessen voller Frieden, Dankbarkeit und Vergebung zu sein, habe ich mir selbst was vorgemacht. Unter dem Deckmantel der Positivität, Spiritualität und vermeintlichen Stärke habe ich meine echten Emotionen nur weiter unterdrückt und verleugnet. Ich habe Heilung als Optimierung meiner selbst, als Leistung betrachtet und gar nicht gemerkt, dass ich all das auf emotionaler Ebene weiterführte, was Teil der Gewalt in meiner Kindheit war. Ich habe versucht, zu heilen, indem ich mir Leistungsdruck gemacht habe, streng, hart und unnachgiebig zu mir selbst war, mich innerlich abwertete, wenn mir etwas misslang, mich verurteilte und sehr hohe und unrealistische Ansprüche an mich selbst stellte, ohne dabei zu beachten, was ich eigentlich wirklich brauchte. Der Umgang mit mir selbst war immer noch kalt, streng und in keiner Weise wirklich fürsorglich. Ich hatte meine Emotionen und Bedürfnisse weiterhin missachtet und geleugnet, auch wenn ich das nun unter einem hübscheren Gewand tat.

Ein unglaublich wichtiger Bestandteil des Heilungsprozesses ist der ehrliche und mitfühlende Umgang mit dir selbst. Wenn du in einem Umfeld groß geworden bist, in dem du viel psychische und emotionale Gewalt erlebt hast, also beispielsweise Abwertung, Liebesentzug, Ignorieren, Beschämung und Verspottung für deine Gefühle und Bedürfnisse, ist es sehr wahrscheinlich, dass du ein negatives Selbstbild und auch eine lieblose und strenge innere Stimme hast. Womöglich gehst du mit dir selbst ähnlich um, wie früher mit dir umgegangen wurde. Gefühle und Bedürfnisse sollten im Rahmen der schwarzen Pädagogik systematisch unterdrückt und Minderwertigkeitsgefühle erzeugt werden. Um von diesen Einflüssen zu heilen, braucht es neue Herangehensweisen an deine Gefühle und Bedürfnisse.

VERGEBUNG UND SELBSTVALIDIERUNG

Die Kultur des Schweigens und Verdrängens, die sich nach dem Krieg tief in viele Familiengeschichten eingebrannt hat, spielt auch in der Beziehung zu dir selbst eine große Rolle. Dieses alte Muster zu durchbrechen, beginnt jetzt bei dir und deinem Umgang mit dir.

Das Schweigen ist Teil des Wegschauens, wodurch der Status quo aufrechterhalten wird und unangenehme Wahrheiten ausgeblendet werden. Diese Verleugnung von Traumata und dem damit verbundenen Schmerz verhindert die Heilung, da die Unterstützung und Validierung der Erfahrungen der Betroffenen fehlt. Die Dynamiken des Schweigens führen dazu, dass die Betroffenen, die schädliche Muster erkennen und durchbrechen wollen, oft von ihren Familien abgelehnt werden, was ihre quälenden Schamgefühle meist weiter verstärkt.

Wie sieht es jetzt konkret aus, wenn du diese schädlichen Muster von Verdrängung, Ablehnung und Verleugnung in dir selbst fortsetzt? Wahrscheinlich kannst du es schwer ertragen und bist sehr hart zu dir, wenn du unangenehme Gefühle fühlst, besonders dann, wenn der emotionale Schmerz sehr groß ist. Vielleicht wertest du dich selbst innerlich dafür ab mit Gedanken wie: »War ja wieder klar, dass mir das passiert, war klar, dass ich das wieder nicht hinkriege. Was stimmt mit mir nicht? Wieso kann ich nicht einfach normal sein? Ich bin grad so erbärmlich. Hör doch endlich auf zu heulen! Reiß dich doch jetzt mal zusammen, meine Güte, andere kriegen das auch hin. Ich bin so schwach und überempfindlich. Ich hasse es, so zu sein. Kein Wunder, dass mich alle verlassen, ich würde auch nicht bei mir bleiben. Gibt es überhaupt etwas, was ich kann? Ich übertreibe schon wieder. Ich bin so kaputt, was ist nur falsch mit mir? Ich bin selbst schuld an allem. Wieso heule ich schon wieder, es gibt doch gar keinen Grund? Ich reagiere mal wieder über.«

Du wertest dich für deine Gefühle ab und erlaubst dir nicht, sie zu haben. Du redest dir selbst ein, keinen Grund dafür zu haben, zu empfindlich zu sein und zu übertreiben. Das nennt man bei anderen übrigens Gaslighting, eine Manipulationsstrategie, um sein Gegenüber systematisch zu verunsichern. All das ist Ausdruck von versuchter Verdrängung und Vermeidung. Das ist völlig nachvollziehbar, schließlich hast du genau diesen Umgang mit Emotionen und Bedürfnissen vorgelebt bekommen und gelernt, woher sollst du auch wissen, wie es anders geht? Es ist Zeit, zu lernen, wie du dich selbst validieren und unterstützen kannst. Selbstvalidierung zielt darauf, die eigenen Gedanken, Gefühle und Erfahrungen anzuerkennen.

Achte auf deinen inneren Dialog, und nimm erst einmal nur wahr, wie du mit dir selbst redest, wie du mit dir umgehst, was du von dir erwartest und wie du dich begleitest, wenn es dir schlecht geht. Am Anfang steht immer das ehrliche Wahrnehmen dessen, was ist. Dann folgt die Akzeptanz. Hör auf, dich zu verurteilen, und übe dich darin, anzunehmen, was du in dir selbst beobachtest. Fühle deine Emotionen und sei dabei liebevoll zu dir, mitfühlend, empathisch, also vor allem validierend. »Gefühle validieren« heißt, sie nicht kleinzureden, sie nicht zu bewerten, sondern als verständlich anzuerkennen, Mitgefühl zu zeigen.

Erzwungene Positivität hingegen ist ein Weg, die eigenen Emotionen zu vermeiden, statt sie zu validieren. Dir selbst einzureden, dass doch alles gut ist und du keinen Grund hast, eine bestimmte Emotion zu fühlen, dass es nicht so schlimm ist, dass du übertreibst – das ist Selbstbetrug. Wenn dich beispielsweise jemand sehr verletzt hat und du dir dann einredest, dass es schon okay ist, dass du nur zu empfindlich darauf reagierst. Wenn du deinen Ärger runterschluckst und »Alles gut« sagst, statt deine Bedürfnisse und Grenzen wahrzunehmen und für sie einzustehen, dann belügst du dich in dem Moment. Du untergräbst deine Bedürfnisse und Grenzen und hörst deinen Gefühlen nicht zu; so sieht es aus, sich selbst zu verlassen.

Genauso wie erzwungene Positivität (zu diesem Thema später mehr im Unterkapitel »Toxische Positivität und Trauma«) ist auch erzwungene Vergebung Selbstbetrug. Vergebung ist im Kontext von Kindheitstrauma ein heikles Thema, da es immer wieder Menschen gibt, die Vergebung als Grundvoraussetzung für Heilung betrachten, manchmal kann Vergebung aber auch eher hinderlich für deine Heilung sein, nämlich dann, wenn sie damit einhergeht, dass du dir deine echten Gefühle nicht zugestehst. Dennoch: Für viele ist Vergebung, wenn sie mit dem eigenen Seelenleben kompatibel ist, ein Weg, der sie weiterbringt.

Wie denkst du über diese Frage? Hast du dich schon damit beschäftigt oder hat dir jemand das Vergeben nahegelegt?

Für mich persönlich war Vergebung lange nur ein hübscher Deckmantel, unter dem ich meine Gefühle verstecken konnte, die ich auf keinen Fall fühlen wollte. Vor zehn Jahren gehörte ich auch zu jenen, die Vergebung als einzigen Weg der Befreiung sahen. Ich denke, ich habe daraus aber auch eine Selbstwertstärkung gezogen, und mein Ego spielte hier unbewusst wohl eine größere Rolle, als mir lieb ist. Ich hielt mich nämlich für besonders weise, erleuchtet und stark, weil ich allen und jedem vergeben konnte. Nur die schwachen Menschen würden an Groll und Schmerz festhalten und somit selbst zu ihrem Leid beitragen, meinte ich damals. Ich war da eben schon weiter und letztlich über andere erhaben. Es ist erstaunlich, wie sehr man sich von seinem früheren Ich entfernen kann, denn heute erkenne ich darin ganz klar mein Ego und schäme mich für einige meiner damaligen Gedanken. Es dauerte auch nicht lange, bis ich mit meiner arroganten Haltung gewaltig gegen die Wand lief. Schmerz ist nämlich nichts, woran man aktiv festhält und was man einfach loslassen kann, indem man sich mental für Vergebung entscheidet. Ich hatte meinen Schmerz einfach weiter verdrängt und mein Ego gefüttert, nichts anderes tat ich mit meinem leeren Gerede über Vergebung.

Es war keine echte, aus dem Herzen kommende Vergebung. Es war Selbstbetrug. Verdrängung funktioniert immer nur bis zu einem bestimmten Punkt, dann läuft das innere Fass über und der emotionale Schmerz überflutet deinen Körper von innen. So ging es mir oft, ich fühlte nicht nur den Schmerz immer wieder, sondern auch eine unsagbar starke Wut, wie ein Feuer, das tief in mir loderte und nie zu löschen war, egal, was ich versuchte. »Selbstmitgefühl« heißt, die eigenen Emotionen zu validieren und zuzulassen. Irgendwann im Laufe meiner Heilung begriff ich, dass ich das nicht mal ansatzweise tat, im Gegenteil. Ich machte mir was vor, ich betrog mich selbst, ich gestand mir meinen Schmerz nicht zu.

Es gab ein Schlüsselerlebnis, das mich aus meiner Selbsttäuschung herausriss. In meinen frühen 20ern arbeitete ich in Berlin und pendelte täglich mit der Ringbahn umher. Eines Tages, es war ein schöner Sommertag, stieg ein betrunkener Mann in die Bahn. Ich saß auf einem Vierersitz und er setzte sich gegenüber von mir hin, er roch nach einer ganz bestimmten Mischung aus Aftershave, Zigarette und Whisky und grinste mich an. Diese Reizkombination zündete in meinem Gehirn plötzlich eine heftige Reaktion und einen Fluchtimpuls, der mich verdammt schnell aus der Bahn beförderte. Mein Körper bebte, meine Lunge schien plötzlich in sich zusammenzufallen, meine Knie wurden zu Butter und mein Magen verdrehte sich. Vor meinem inneren Auge zeichneten sich hässliche Bilder aus Erinnerungen ab und mir wurde unglaublich schlecht. Da stand ich also in Berlin am Bahnhof Westkreuz in einem hübschen Sommerkleid am Ende des Bahnsteigs und musste mich mitten am Tag auf die Gleise übergeben, was zum Glück nicht für allzu viel Aufsehen sorgte, dennoch schämte ich mich sehr. Später lernte ich, dass das ein Flashback war, der meinen Körper zurückversetzte in meine dunklen Erinnerungen. Da hockte ich also am Bahnhof, klammerte mich am Bahnsteiggeländer fest, das mir vorkam wie die Reling eines schwankenden Schiffes, und dachte an diesem wunderschönen Sommertag an meinen Peiniger, der genauso roch wie der Mann aus der Bahn.

Ich fragte mich, wann ich diesen verdammten Mistkerl endlich vergessen würde, wann ich endlich von diesen widerlichen Bildern befreit würde, die mir einen schönen Tag wie diesen verderben. Es fühlte sich an, als würde er vor mir auf dem Bahnsteig stehen und mich auslachen. Und da spürte ich sie wieder, diese unsagbar starke Wut, die wie Feuer in meinem Körper brannte, vermischt mit dem stechenden Schmerz, der aus mir herausschreien wollte. Ich wollte schreien, so laut und so lange, bis meine Stimmbänder rissen und meine Atmung aussetzte. Aber ich blieb stumm und schrie leise in mich hinein; alles, was aus mir herauskam, waren mein Mittagessen und salzig-bittere Tränen. Ich dachte, ich hätte losgelassen, ich hatte ihm immerhin vergeben – oder hatte ich das gar nicht?

An diesem Tag hörte ich auf, mich selbst zu belügen. Ich spürte ganz deutlich, wie sehr mein Körper diese Erinnerungen gespeichert hatte, wie sehr er immer noch versuchte, zu verarbeiten, was schon so viele Jahre her war. Mein Körper schrie mich in diesem Moment förmlich an: »Nimm mich endlich wahr und hör mir gefälligst zu, ich hab hier eine ganze Menge Mist zu verarbeiten, und wenn du mir dabei nicht hilfst, wird uns dieser Mist vergiften, also hör endlich auf, mich zu ignorieren.«

Ich hinterfragte vieles, was ich gelernt zu haben dachte, und sprach nach diesem Erlebnis lange mit einem Psychiater darüber. Es waren Gespräche wie diese, die mir enorm halfen, mich selbst klarer zu sehen. Manchmal haben wir nämlich beim Blick auf uns selbst blinde Flecken und tote Winkel, deshalb ist es so wichtig, ab und zu auch mal mit anderen über unsere tiefsten Geheimnisse und Emotionen zu sprechen, um eine neue Perspektive auf uns zu bekommen.

Vergebung kann sehr hilfreich im Prozess der Heilung sein, sie kann uns helfen, Frieden zu schließen und mitfühlend mit anderen zu sein, wenn sie wirklich echt ist. Vielleicht ist die ganze Diskussion um Vergebung auch nur getrieben von Wortklauberei. Ob man sich mit dem Konzept Vergebung identifizieren kann oder nicht, hängt nämlich durchaus davon ab, aus welcher Perspektive man den Begriff »Vergebung« definiert. Im spirituellen Sinne steht das Wort eher als Synonym für Akzeptanz, womit ich mich persönlich gut anfreunden kann. Akzeptanz kann Verbitterung vermeiden, erlaubt aber trotzdem alle Gefühle und lässt die Schuld dort, wo sie hingehört. Im juristischen Sinne bedeutet Vergebung, auf den Schuldvorwurf zu verzichten. Im psychologischen Kontext ist Vergebung ein innerpsychischer Prozess, wobei das Opfer auf eine Wiedergutmachung des erlittenen Unrechts verzichtet. In der weiter umfassenden Definition geht es bei Vergebung um Empathie und Wohlwollen für den Täter. Manchmal, vor allem in religiösen Kontexten, geht Vergebung auch mit Versöhnung einher. Aus der religiösen Perspektive wird das Opfer in manchen Fällen sogar zum Sünder, wenn es nicht vergibt.

Dies löst in vielen Betroffenen, auch in mir, einen inneren Widerstand aus. Das Problem daran ist, dass Betroffene in der Regel sowieso schon mit Schuld beladen werden, dass ihnen nicht geglaubt wird, dass die Ungerechtigkeit, die ihnen widerfuhr, nicht als solche anerkannt wird, dass sie mit ihrem Schmerz alleinbleiben und Täter sogar oft geschützt statt verurteilt werden. Von diesen Opfern dann auch noch zu erwarten, auf den Schuldvorwurf zu verzichten und zu vergeben, weil sie sonst selbst »Sünder« seien, das ist schlichtweg anmaßend und ignorant.

Jedoch denke ich, dass die Debatte um Vergebung vom Wesentlichen ablenkt und nicht sehr konstruktiv ist, da die Definition des Begriffs nun mal sehr dehnbar ist. Aus meiner Perspektive gibt es hierbei kein Richtig und Falsch, weil es jedem frei überlassen sein sollte, wem er welche Taten vergibt und was das für ihn genau bedeutet.

Es gibt Menschen, denen ich wirklich vergeben habe, vielen Menschen aus meiner Familie habe ich aufrichtig vergeben, auch wenn ihnen nie etwas leidtat und ich keinen Kontakt mehr zu ihnen möchte. Ich fühle aufrichtiges Mitgefühl mit ihnen und echte Vergebung. Bei anderen, auch Menschen außerhalb meiner Familie, habe ich mir allerdings etwas vorgemacht, denn es gibt einfach Taten, die kann und will ich nicht vergeben. Alles in mir sträubt sich, tut weh, fühlt sich missachtet und wütend über all die Ungerechtigkeit, wenn ich über Vergebung dieser Taten nur nachdenke. Ich wurde meines Körpers beraubt, benutzt und weggeworfen wie ein Stück Dreck. Ich wurde nicht nur missbraucht und vergewaltigt, ein Teil in mir wurde unwiderruflich zerstört, ich habe mich, meinen Körper und jedes Vertrauen und Gefühl von Sicherheit verloren. Meine Wut ist eine verdammt angemessene Reaktion darauf. Das war die Validierung, die ich brauchte, die ich auch als Kind so sehr gebraucht hätte. Das war meine Erlaubnis, mein Anerkennen und mein Mitgefühl mir selbst gegenüber, das mir wirklich half zu heilen.

Deshalb sage ich es auch dir an dieser Stelle noch mal: Wut ist eine angemessene Reaktion auf Missbrauch und Misshandlung, und du hast jedes Recht, wütend zu sein. Vergebung kann wunderbar und heilsam sein, aber pass auf, dass du dich dabei nicht selbst betrügst. Es macht niemanden zu einem besseren Menschen, wenn er bedingungslos und allen vergeben kann. Und es macht niemanden zu einem schlechteren oder schwachen Menschen, wenn er nicht vergeben will. Akzeptanz deiner Biografie, Akzeptanz all deiner Gefühle und vor allem Akzeptanz deines Selbst – das sind unerlässliche Bestandteile von Heilung, Vergebung hingegen nicht. Mitgefühl und Verständnis sind auch sehr gute Begleiter auf deinem Heilungsweg, aber dieses Mitgefühl muss vor allem an dich selbst gerichtet werden, und nur wenn du kannst, auch an andere.

Um echte Akzeptanz aufbringen zu können, kann es hilfreich sein, deine Familie und Vorfahren zu verstehen, nachvollziehen zu können, warum sie wurden, wie sie sind. Die quälenden Fragen nach dem Warum kannst du dann zumindest ein bisschen besänftigen. Das kann dir dabei helfen, wirklich zu akzeptieren, was du ohnehin nicht mehr verändern kannst. Daraus kann letzten Endes auch Vergebung wachsen, aber nie aus dem Gefühl heraus, vergeben zu müssen, ein solcher Erwartungsdruck ist deiner Heilung nicht dienlich. Du bist weder schwach, noch bist du selbst daran schuld, dass du leidest, nur weil Vergebung sich nicht gut für dich anfühlt. Selbstmitgefühl ist das, was du brauchst, und das beginnt damit, deine eigenen Gefühle ernst zu nehmen, wie auch immer diese aussehen mögen. Selbstmitgefühl beinhaltet Ehrlichkeit dir selbst gegenüber, Empathie und Verständnis für dich, Eigenverantwortung und dass du dir selbst beistehst, statt dich selbst zu verlassen. Für dich einstehen, deine Gefühle, Bedürfnisse und Grenzen ernst nehmen und wirklich für dich sorgen – das ist es, was Selbstfürsorge bedeutet. Diese Fürsorglichkeit dir selbst gegenüber wächst mit deinem Selbstmitgefühl und deiner Selbstfreundschaft. Die Beziehung zu dir selbst ist die wichtigste und längste Beziehung, die du jemals führen wirst, also pflege sie gut. Jedes Mal, wenn du dich selbst betrügst und dich selbst verlässt, schadest du deiner Beziehung zu dir und deinem Selbstvertrauen. Denn wie willst du jemandem vertrauen, der dir nicht zuhört, nicht ehrlich zu dir ist, andere ständig über dich stellt, keine Rücksicht auf deine Gefühle und Bedürfnisse nimmt, zulässt, dass andere dir wehtun, und dir währenddessen noch einredet, dass du schuld an allem bist, und dich dauernd abwertet? Das ist keine gute Grundlage für eine liebevolle und starke Beziehung voller Vertrauen. Erkenne an, inwiefern du nicht gut zu dir selbst bist, ohne dich dafür zu bewerten.

Der Beginn davon ist Selbstmitgefühl, dass du aufhörst, dich zu belügen und unrealistisch viel von dir zu erwarten. Statt dich selbst zurechtzuweisen und unter Druck zu setzen, versuch es doch mal mit trösten, zuhören und ernst nehmen. Wenn sich dein Herz bei dem Gedanken an Vergebung widerwillig windet und krampft, wenn es unter dem Druck der Ungerechtigkeit weint und schreit, hör ihm zu.

RESILIENZFAKTOREN UND RESSOURCEN

»Resilienz« kann mit psychischer Widerstandskraft übersetzt werden und beschreibt die Fähigkeit, mit Krisen und Stress umzugehen. Betroffene von Entwicklungstrauma haben aufgrund der vielen neurobiologischen Veränderungen in ihrem System häufig Schwierigkeiten mit der Regulation von Stress und Emotionen. Gerade deshalb ist es so wichtig, diese Fähigkeiten zu üben. Resilienz bedeutet nicht die Abwesenheit von Problemen, Stress und schmerzhaften Gefühlen. Es beschreibt viel mehr die Fähigkeit, mit diesen Herausforderungen umzugehen und sie aktiv zu verarbeiten. Resilienzstrategien sind sehr wichtig, um die inneren Ressourcen zur Bewältigung von Trauma und Stress zu stärken. Sie helfen dabei, emotional stabiler zu werden, indem sie ein Bewusstsein für die eigenen Bedürfnisse fördern.[131]

Diese Strategien umfassen unter anderem Techniken zur Steigerung der Selbstachtung, wozu eine ehrliche Selbstreflexion, Selbstmitgefühl, Selbstfürsorge und Selbstwirksamkeit gehören. Vereinfacht geht es also darum, dass du für dich selbst, deine Bedürfnisse und Grenzen einstehst, wobei du diese natürlich erst einmal wahrnehmen und reflektieren musst. Selbstachtung heißt auch, wirklich ehrlich zu dir selbst zu sein, dich nicht selbst zu betrügen und deine echten Gefühle, deinen Schmerz und deine Wut nicht zurückzuweisen.

Selbstreflexion erlaubt es Betroffenen, sich kritisch mit den erlernten Verhaltensmustern auseinanderzusetzen und deren Auswirkungen auf ihr gegenwärtiges Leben wahrzunehmen. Das unterstützt den Prozess der Identitätsentwicklung und des emotionalen Wachstums.[132]

Durch die bewusste Auseinandersetzung mit den eigenen Bedürfnissen werden eine höhere Selbstachtung und ein gesteigertes Selbstwertgefühl gefördert. Du lernst, eigene Grenzen zu setzen und dich beispielsweise auch von schädlichen familiären Dynamiken, aber auch anderen schädlichen Beziehungen abzugrenzen.[133]

Die Fähigkeit, Grenzen zu setzen, ist ein bedeutsames Element zur Verhinderung weiterer Traumatisierungen und Verletzungen. Gleichzeitig fällt es vielen Betroffenen sehr schwer, da sie ja mit einer Erziehung groß wurden, die sie lehrte, keinen eigenen Willen haben zu dürfen. Es ist also nicht verwunderlich, dass es vielen Betroffenen schwerfällt, ihre Bedürfnisse und Grenzen wahrzunehmen, dennoch kann es Schritt für Schritt gelernt werden. Grenzen sind sehr individuell und können für jeden Menschen woanders liegen. Das birgt allerdings auch ein gewisses Konfliktpotenzial, da sich andere durch deine Grenzen angegriffen oder abgelehnt fühlen können, weshalb eine offene und wohlwollende Kommunikation dabei sehr wichtig ist.

Grenzen setzen kann beispielsweise bedeuten, dass du den Kontakt zu bestimmten Personen eingrenzt oder sogar ganz abbrichst. Es kann auch heißen, dass du dich selbst nicht mehr so für andere verausgabst und auch mal »Nein« sagst, wenn dich jemand um einen Gefallen bittet. Es kann auch bedeuten, dass du dich in einem Gespräch nicht in eine Rechtfertigungsposition drängen lässt, dass du zu deiner Meinung stehst und Diskussionen verweigerst, die nur darauf abzielen, dich von der Falschheit deiner Ansicht zu überzeugen. Grenzen setzen kann bedeuten, dass du dir nicht alles gefallen lässt, nur um die Harmonie zu bewahren und Konflikte zu vermeiden. Grenzen gehen immer stark mit deinen Bedürfnissen einher, weshalb sie sehr individuell sind. Gemeint sind hiermit all unsere emotionalen Bedürfnisse wie zum Beispiel: Autonomie, Freiheit, Selbstbestimmung, Rückzug, Wertschätzung, Respekt, Kommunikation, Mitgefühl, Ehrlichkeit, Aufmerksamkeit, Ruhe, Entspannung, Sicherheit und Verlässlichkeit. Je nachdem, welche Bedürfnisse dir besonders wichtig sind, hast du eben auch andere Grenzen als andere Menschen. Selbstreflexion und deine Grenzen und Bedürfnisse verstehen sind wichtige Bausteine im Gebilde deiner Resilienz.

Die Stärkung des Selbstwertgefühls ist ein ebenso essenzieller Schritt im Heilungsprozess. Dein Selbstwertgefühl und dein Umgang mit dir selbst hängen unmittelbar miteinander zusammen. Zur Stärkung deines Selbstwertgefühls kann ein neuer, wertschätzender Blick auf dich beitragen. Dafür lohnt es sich, an den eigenen Glaubenssätzen und deinem Selbstbild zu arbeiten.

Negative Glaubenssätze, die oft durch traumatische Erlebnisse geprägt wurden, wie »Ich bin nichts wert« oder »Ich genüge nicht«, beeinflussen unbewusst das Verhalten und die Selbstwahrnehmung im Erwachsenenalter. Durch gezielte Reflexion und therapeutische Übungen können diese Glaubenssätze erkannt und mit der Zeit transformiert werden, was die Grundlage für ein gestärktes Selbstwertgefühl bildet.

Die Auseinandersetzung mit dem sogenannten »inneren Kind«, eine Metapher für deine Kindheitsprägungen, ist hierbei ein unterstützender Ansatz, der aber gerade im Kontext von Gewalttrauma auch mit Vorsicht zu genießen ist. Es gibt viele Angebote von Coaches et cetera für die Arbeit mit dem inneren Kind, beispielsweise Inneres-Kind-Meditationen, die nicht grundsätzlich schlecht sind, aber eben für Betroffene von Entwicklungstrauma kontraindiziert sein können. Das innere Kind zu visualisieren, mit ihm in einen Dialog zu treten et cetera, sollte gerade anfangs professionell begleitet werden, da das Risiko besteht, sich zu schnell zu vielen Erinnerungen auszusetzen, was zu einem Flashback, einer Panikattacke oder Ähnlichem führen kann. Eine Konfrontation mit traumatischen Erinnerungen sollte im Rahmen einer Therapie begleitet werden und am besten graduiert stattfinden, also schrittweise.

Die Auseinandersetzung mit den eigenen Traumata ist ein essenzieller Schritt zur Heilung, denn es ist enorm wichtig, die schmerzhaften Erfahrungen zu verarbeiten, ihre Folgen zu verstehen und zu integrieren.[134] Doch gerade bei diesem Teil der Heilung ist die Seele besonders empfindlich und fragil. Es braucht ein behutsames und vorsichtiges Herantasten an die Wunden, nicht überstürztes Anpacken.

TOXISCHE POSITIVITÄT UND TRAUMA

Eine Ressource, die mir auf meinem Heilungsweg enorm geholfen hat, ist die Rückgewinnung meiner Selbstachtung, die sich in bedingungsloser Treue mir selbst gegenüber zeigt. Ich habe mir versprochen, mich nicht mehr selbst zu belügen und mich nicht zu verbiegen, meine Gefühle nicht mehr zurückzuweisen und zu ignorieren, um eine Person zu sein, die ich nicht bin. Lange versteckte ich meine hässliche Wut und den kalten Schmerz unter dem blumigen Mantel eines positiven Mindsets. »Selbstachtung« hieß für mich, diesen Mantel abzulegen. Ich fand Kraft in der Sinnfindung gemäß der Logotherapie nach Viktor Emil Frankl, nicht gemäß uneingeschränkter Positivität. Diese Abgrenzung ist mir wichtig, weil die Grenzlinie zwischen hilfreicher und toxischer Positivität sehr fein ist. Gerade aus dem Bereich moderne Spiritualität und Mindset-Coaching (hier geht es um die Optimierung der eigenen Denkweise) sind manche toxischen, also schädlichen Ideen über den richtigen Umgang mit Trauma hervorgegangen. Natürlich möchte ich hier keinesfalls alle über einen Kamm scheren und bin persönlich auch sehr offen für spirituelle Ideen. Manche Punkte, die von einigen Einzelnen verbreitet werden, möchte ich jedoch kritisch benennen, weil sie eine Art der Positivität anpreisen, die weder realistisch noch hilfreich ist. Gesunde Positivität schließt keine Gefühle aus und hält liebevoll den Raum für jede Emotion, allen Schmerz und für echte Heilung offen.

»Alles passiert aus einem bestimmten Grund, und deine Seele sucht sich die Erfahrungen aus, die zu ihrem Wachstum beitragen. Ohne dein Trauma wärst du heute nicht, wer du bist. Dein Trauma ist auch ein Geschenk, für das du Dankbarkeit empfinden kannst, so steigst du aus der Opferrolle aus. Dein Trauma hat dich immerhin sehr stark gemacht, so musst du es auch mal sehen.« – All das sind Sätze, die ich tatsächlich schon zu hören bekam und mir auf dem Gipfel meiner Selbsttäuschung mit Anfang 20 auch selbst einredete. Klassische Beispiele von schädlicher Positivität, die schmerzhafte Gefühle zurückweist, invalidiert und Vermeidung fördert. Der Gedanke, meine Seele hätte sich die Gewalt und den Missbrauch in meiner Kindheit ausgesucht, machte mich eher sauer auf meine Seele, als dass er mich tröstete.

»Heute bist du nur wegen deiner Erlebnisse so stark« – die Annahme, Trauma würde jemanden stark machen, habe ich noch nie verstanden. Vielleicht geht es dir ähnlich und bei der Aussage regt sich ebenfalls Widerstand in dir. Dein Trauma hat dich traumatisiert, dein Nervensystem dysreguliert, dein Gehirn mit Stresshormonen überflutet und strukturell verändert, dir womöglich Angststörungen, Depression, PTBS oder körperliche Leiden oder alles zusammen beschert. Das ist das »Geschenk« des Traumas, auf das ich persönlich gern verzichtet hätte. Trauma macht nicht stark. Was dich letztlich stark gemacht hat, bist du selbst, sind deine Entscheidungen, dein Wille, für dich zu kämpfen, dir Ressourcen aufzubauen und dich im wilden Sturm deines Schmerzes an die Hoffnung zu klammern. Ja, du bist stark, viel stärker, als du denkst, aber das hast du nicht deinem Trauma zu verdanken, sondern einzig und allein dir selbst.

Ich kann mir beim besten Willen auch nicht vorstellen, jemals dankbar für meine traumatischen Erfahrungen zu sein, und wüsste auch nicht, wieso ich das sein sollte. Das klingt für mich wie Gaslighting auf Profiniveau. Ich habe mich eine Zeit lang sehr erfolgreich selbst belogen und neben all der erzwungenen Positivität und grenzenloser Vergebung fiel mir auch die falsche Dankbarkeit für meine Traumata gewaltig auf die Füße. Einerseits nutzte ich all diese Dinge unbewusst, um mein Ego zu pushen, weil ich mich so weise und erhaben über andere fühlte, andererseits diente all das auch meiner Verdrängung und Vermeidung. Ich dachte damals, diese Verdrängung aufgehoben zu haben, dabei habe ich ihr nur ein neues Gewand angezogen. Mein Schmerz wurde vor langer Zeit schon tief in mir eingeschlossen und hinter riesigen Mauern in einer geheimen dunklen Welt versteckt. Diese Welt wurde von einem Drachen beschützt, der gigantisch war und gewaltig viel Feuer spie, sobald jemand dem verbotenen Ort in mir zu nahe kam. Ich glaubte tatsächlich, diesen Drachen besiegt zu haben.

Eines Nachts wurde ich mal wieder von einem Albtraum gequält, wurde wach, zitterte, weinte und rang nach Luft, die meine Lunge einfach nicht aufnehmen wollte. Ich vermag dieses Gefühl der Rückerinnerung im Körper nicht besser zu beschreiben, als dass alles in mir wehtat. Als wäre eine Mischung aus Millionen kleinen Klingen, Speeren und Pfeilen in meinem Körper explodiert. Je wacher ich wurde, desto klarer wurde mir die Situation, und ich begriff, dass ich geträumt hatte. Ich beruhigte mich nur langsam, lag in Embryonalhaltung im Bett, weinte stundenlang und hörte mich immer wieder sagen: »Bitte befrei mich aus diesem Körper, ich will das nicht mehr fühlen« – genau wie ich es als Kind schon so oft in meinen Gebeten an den Mond formuliert hatte. Ich fühlte all den Schmerz und die Verzweiflung darüber, in mir gefangen zu sein. Da begriff ich, dass ich immer noch vor mir fliehen wollte, dass ich immer noch darum betete, aus mir befreit zu werden, und dass ich in keiner Faser meines Seins einen Hauch von Dankbarkeit für diesen Zustand fühlte. Nein, ich wollte nur weg von mir, raus aus diesem Körper. Ich gestand mir in dieser Nacht ein, dass ich zutiefst verwundet war und die Wunden unglaublich wehtaten. So simpel dieser Gedanke auch ist, war es wie eine erleichternde Erlaubnis an mich selbst, von den schlimmen

Erfahrungen immer noch verletzt sein zu dürfen. Langsam begann ich, all die Konzepte von ständiger Positivität, Vergebung, Loslassen, Opfermodus, Dankbarkeit, »alles sollte so passieren« et cetera nach und nach infrage zu stellen.

Ich habe es als Seele so gewollt, und jetzt sollte ich mal dankbar dafür sein, dass mich mein Trauma so stark gemacht hat, und wählen, kein Opfer mehr zu sein, und loslassen? So einfach war das? Das ist natürlich etwas überspitzt formuliert, aber im Kern ist es doch das, was mit diesen Kalendersprüchen oft vermittelt wird, auch wenn es bestimmt nicht immer das ist, was vermittelt werden soll. Ich denke, die meisten Menschen, die solche Dinge sagen, meinen es nur gut und haben dabei nicht wirklich die Absicht, deine Gefühle von Schmerz zurückzuweisen.

Nein, nichts von dem, was dir angetan wurde, sollte so passieren im Sinne eines höheren schicksalhaften Plans, und du hast dir diese Erfahrung auch nicht gewünscht oder ausgesucht. Es gibt auch keinen Grund, dankbar für psychische und körperliche Misshandlung oder Missbrauch zu sein. Nein, du kannst auch nicht einfach aus einem »Opfermodus« aussteigen und per mentalem Knopfdruck loslassen. Es war verdammt noch mal nicht deine Schuld, und es ist okay, darüber zu trauern, was dir passierte, statt Dankbarkeit zu fühlen. Ich wünsche mir, dass diese Worte wirklich auf dem Grund deines Herzens landen und dort tiefe Wurzeln schlagen, damit sie all die Schamgefühle auflösen, die dich von innen still und heimlich quälen.

All diese Aussagen toxischer Positivität vermitteln, dass das Leid, das du durchmachen musstest, letztlich richtig war, dass es von vornherein einen Sinn gab, der erfüllt werden sollte, weil du es auf seelischer Ebene immerhin wolltest und jetzt irgendwie ja selbst an deinem Schmerz schuld bist, weil du im Opfermodus bleibst. Das widerspricht allem, was der Heilung deiner Seele zuträglich ist, und verzerrt die echten Verantwortlichkeiten. Die Schuld- und Schamgefühle, das Mundtotmachen, die Ausgrenzung und Stigmatisierung, wenn Betroffene wagen, das Schweigen zu brechen, Vermeidung und Leugnung, das jahrelange Ignorieren ihres Leids, das Alleingelassenwerden – all das sind Faktoren, die das Trauma und seine giftige

Wirkung stärken. In vielen Facetten toxischer Positivität wiederholen sich diese schädlichen Muster, nur eben in hübscheren Gewändern gekleidet.

Nein, du hast das nicht gewollt, und ja, es ist einfach okay, immer noch verletzt davon zu sein. Dein Schmerz hat auch nichts mit einer selbst gewählten »Opferrolle« zu tun, weil du dich ausgeliefert fühltest. Dieses Gefühl nennt man auch Ohnmacht und nichts davon hast du dir ausgesucht. Ein Opfer ist jemand, der durch etwas Schaden erlitten hat. Das Wort wird leider immer häufiger als Beleidigung und Abwertung genutzt, was ihm diesen bitteren Beigeschmack gibt. Der »Opfermodus« ist ein Konzept, das zum Beispiel in der modernen Spiritualität oft verwendet wird und einen Zustand von Hilflosigkeit und Ohnmacht beschreibt, in dem man feststeckt, wenn man es will. Dem gegenüber steht der bessere Modus, der »Schöpfermodus«, in dem man erfüllt, selbstwirksam und eigenverantwortlich ist. Wenn du Opfer von Gewalt geworden bist, ganz egal, in welcher Form, kann sich das wie ein schlechter Scherz anfühlen. Aus meinen Gesprächen mit Betroffenen habe ich den Eindruck gewonnen, dass es in vielen die bekannten Scham- und Schuldgefühle auslöst. Zusätzlich fühlen sie sich dadurch wieder mal in ihren Gefühlen zurückgewiesen, unverstanden und nicht ernst genommen. Welche Gefühle löst dieses Thema in dir aus? Fühlst du dich schlecht, weil es dir nicht so einfach gelingen will, dich aus dem sogenannten »Opfermodus« zu befreien? Vielleicht ist es hilfreich, sich von solchen schwarz-weißen Konzepten zu lösen.

Woraus du dich langsam und behutsam befreien darfst, ist die erlernte Hilflosigkeit, die dir heute vielleicht manchmal das Leben erschwert. Diese Hilflosigkeit ist allerdings keine Rolle und kein Modus, den du kognitiv gewählt hast und aus dem du so einfach aussteigen kannst. Es ist eine tief verankerte Überzeugung, dass dein Handeln keinen Effekt hat, dass du ohnehin nichts bewirken oder verändern kannst, weil du genau das in Erfahrungen gelernt hast. Du warst anderen Menschen ausgeliefert und hattest keine Möglichkeit, der Gewalt zu entfliehen oder irgendetwas an der Situation zu ändern. Die Rückgewinnung deiner Selbstermächtigung ist möglich, aber sie braucht Zeit und Geduld und wird schrittweise erarbeitet. Das ist ein komplexer Heilungsprozess, der viel mehr als eine Frage des »Mindsets« ist.

SINNFINDUNG NACH VIKTOR E. FRANKL

Langsam distanzierte ich mich also zunehmend von der Vorstellung, immer alles positiv sehen und dankbar für mein Trauma sein zu müssen. Ich ließ die Tatsache einfach zu, dass ich sehr verletzt war, denn ich war erschöpft von all den Jahren des Leugnens. Ich begann, die Fassade meiner Selbsttäuschung Stück für Stück einzureißen, und erlaubte mir endlich, dahinter zu schauen. Ich sah den Monstern in meiner Welt ins Gesicht, ich erklomm jeden Berg und ich stellte mich dem Drachen, der mein Herz beschützte und dessen Feuer ich nie fühlen wollte. Ich warf einen Blick auf die düstere Welt, die ich so lange eingeschlossen und vermieden habe. Irgendwann betrat ich diese Welt sogar und schaute mir alles davon an, jede dunkle Ecke und jeden noch so hässlichen Winkel darin. Ich wollte nicht mehr weglaufen.

Als ich mich dem Drachen stellte, der diesen Ort beschützte, merkte ich, dass er viel weniger furchteinflößend war, wenn ich ihm gegenüberstand. Dieser Drache verkörperte meine größten Ängste und die rasende Wut in mir. Sobald er sein Feuer spie, fühlte ich diese Emotionen in einer Intensität, die ich kaum aushalten konnte und die mich dazu brachte, den Drachen zu hassen. Ich wollte weder die erdrückenden Ängste noch die unerträgliche Wut fühlen, am liebsten wollte ich sowieso gar nichts mehr fühlen. Deshalb verbannte ich ihn, kettete ihn an die Felswände, die mein Herz umschlossen, damit er niemals wieder fliegen konnte. Dabei wollte mein Drache mich nur beschützen, zugegebenermaßen war er dabei manchmal etwas zu grob, aber er passte sehr gut auf mich auf. Ich hörte langsam auf, ihn zu hassen, und versuchte stattdessen, mich mit ihm anzufreunden. Ich ließ ihn sogar eines Tages wieder frei. Drachen wollen fliegen, wir können sie nicht wegsperren. Vielleicht hast du auch einen solchen Drachen in dir, den du am liebsten aus dir verbannen möchtest, weil du seine guten Absichten, seine Liebe und seinen Schutz nicht sehen kannst. Gib ihm die Chance, mit anderen, mitfühlenden Augen von dir gesehen zu werden.

Einige meiner Vorstellungen über Heilung warf ich über Bord. Ich begegnete der Arbeit von Viktor E. Frankl, was wie ein fehlendes Puzzleteil im Bildnis meiner Heilung war. Dank Frankl bekam ich eine neue Perspektive auf das Thema der Sinnfindung, um traumatische Erfahrungen besser verarbeiten zu können. Viktor E. Frankl lebte von 1905 bis 1997, war ein österreichischer Neurologe und Psychiater und in ganz jungen Jahren ein großer Bewunderer von Sigmund Freud. Schon bald wandte er sich zunehmend von Freuds Psychoanalyse ab und der Individualpsychologie Alfred Adlers zu, nur um kurz darauf seine eigene Schule der Psychotherapie zu begründen. Diese dritte Wiener Schule nach denen von Freud und Adler umfasste die von ihm entwickelten Konzepte der Logotherapie und der Existenzanalyse.[135]

Die Logotherapie – »logos« kommt aus dem Griechischen und bedeutet »Wort«, »Vernunft« und »Sinn«, wobei in diesem Kontext Letzteres zentral ist – stellt nicht mehr dunkle Triebe und Ängste in den Mittelpunkt menschlichen Antriebs, sondern sieht das existenzielle Streben nach Sinn im Leben als Motivationsquelle menschlichen Handelns. Der existenzanalytische Ansatz betrachtet den Menschen als ein Wesen mit freiem Willen, das in der Lage ist, eigenverantwortlich Entscheidungen zu treffen, sein Verhalten gegenüber inneren und äußeren Bedingungen selbst zu wählen und sich nach dem eigenen Sinn sowie den eigenen Werten auszurichten. Vereinfacht kann man sagen, dass wir als Menschen die Fähigkeit und das Bestreben haben, Dingen Sinn und Bedeutung zu verleihen. Mithilfe dieser Fähigkeit könnten wir auch traumatische Erlebnisse verarbeiten.

Seine Ideen wurden bald auf die Probe gestellt, denn Viktor Frankl war Jude und musste den Holocaust miterleben. Die Jahre von 1942 bis 1945 verbrachte er in Konzentrationslagern, 1945 wurde er von US-Truppen befreit und war der einzige Überlebende seiner Familie. Er war also selbst mit schwersten traumatischen Erfahrungen aller Art belastet und stand nun vor der Herausforderung, diese Erfahrungen und den Verlust seiner Familie zu verarbeiten. Dafür bediente er sich seines eigenen Ansatzes und versuchte, seinen Erlebnissen Sinn zu geben. Innerhalb von nur neun Tagen schrieb er sein weltberühmtes Buch *... trotzdem Ja zum Leben sagen: Ein Psychologe erlebt das Konzentrationslager*. In diesem Buch schildert und verarbeitet er seine Erlebnisse und Beobachtungen im KZ aus der Sicht eines Psychologen. Eine wesentliche Erkenntnis dabei war, dass jene Häftlinge, die einen Sinn im Leben hatten, bessere Überlebenschancen zeigten. Beispielsweise jene, die daran glaubten, dass draußen geliebte Menschen auf sie warten würden. Frankl selbst gab seinen Erfahrungen den Sinn, als Psychologe später »Vorlesungen über die Auswirkungen der Konzentrationslager auf die menschliche Psyche« zu halten, was er auch realisieren sollte. Das Buch wurde in 26 Sprachen übersetzt und über 12 Millionen Mal verkauft, und seine Arbeit fand weltweit Anerkennung.[136]

Der Unterschied dieses Ansatzes der Sinnfindung zur Aussage »Alles passiert aus einem bestimmten Grund« beziehungsweise »Nichts passiert ohne Grund« ist nur ein feiner, aber entscheidender. Die Aussagen »Deine Seele hat die Erfahrung gewählt, es sollte so passieren, alles hat einen Grund« et cetera setzen voraus, dass die Erfahrung nicht hätte vermieden werden können, weil sie vorbestimmt war, von vornherein einen Sinn hatte und eine Wahl der Seele war. Die Sinnfindung nach Frankl ist demgegenüber ein Ausdruck von Selbstermächtigung, weil wir selbst unserer Erfahrung im Nachhinein Bedeutung beimessen können, wobei wir eine freie Wahl haben. Das Trauma hatte also nicht von Anfang an einen Sinn, sondern du kannst ihm nachträglich einen Sinn geben. Der Aspekt, dass es »passieren sollte«, fällt hierbei gänzlich weg. Ebenso spielt die Idee, dankbar für das Trauma sein zu müssen und dadurch stark geworden zu sein, hier keine Rolle. Es geht lediglich darum, dass du die Macht hast, Erfahrungen Bedeutung zu geben, nicht dass sie von vornherein Sinn hatten und passieren sollten, was dich in eine passive Position der Hilflosigkeit versetzt. Die aktive Sinngebung ist hingegen ein Akt der Selbstwirksamkeit. Nichts an deinen traumatischen Erlebnissen hatte von Anfang an einen bestimmten, schicksalhaften Grund. Es hätte nicht passieren sollen, es hätte nicht passieren dürfen und dennoch ist es passiert. Diese Tatsache zu akzeptieren, ist verdammt schwer, aber wichtig. Du kannst es nicht mehr ändern, aber du kannst deinem Leben einen Sinn geben, einfach aus dir selbst und deinem Herzen heraus, weil du es kannst, weil du diesen Sinn im Leben für dich erschaffen kannst, wie du willst, nicht weil es so sein sollte.

SOZIALE BEZIEHUNGEN

Der Prozess der Heilung umfasst gerade im Falle eines Bindungstraumas das Etablieren neuer sozialer Kontakte außerhalb der dysfunktionalen Familienstruktur. Externe Unterstützung durch Freundschaften oder Selbsthilfegruppen kann helfen, ein unterstützendes Netzwerk aufzubauen, das zur emotionalen Stabilität beiträgt. Die Bildung solcher Netzwerke ist von entscheidender Bedeutung, kann aber für Betroffene auch herausfordernd sein, da sie sich oft schwertun, neue soziale Beziehungen einzugehen und aufzubauen.[137]

Allerdings sind neue Kontakte gerade für Cycle-Breaker so wichtig, weil sie ja oft unter der Ausgrenzung aus der eigenen Familie leiden und dort nicht die emotionale Unterstützung erhalten, die sie brauchen. Neue soziale Kontakte bieten Cycle-Breakern die Möglichkeit, außerhalb der familiären Dynamiken emotionale Unterstützung zu finden und eine stärkere Identität zu entwickeln.[138]

Wenn du zurzeit kein starkes soziales Umfeld hast und bei der Lektüre dieser Passage Einsamkeit in dir aufsteigen spürst, möchte ich dich ermutigen. Ich kenne diese Einsamkeit sehr gut, jahrelang hat sie mich fest umklammert und isoliert. In meinen dunkelsten Stunden war ich oft allein, hatte weder Freundschaften noch eine Partnerschaft oder sonstige soziale Unterstützung.

Zu meiner Familie hatte ich seit meiner Jugend ohnehin keinen Kontakt, was ein Loch in mir hinterließ, das nichts anderes zu füllen vermochte. Verzweifelt und wütend über diese Ungerechtigkeit, klagte ich mein Leben an, wie ich denn heilen sollte, ohne Beziehungen. Bis ich auch in diesem Lebensbereich meine Selbstermächtigung wiederfand und erkannte, dass ich ebenso meinen Teil dazu beitrug, dass meine Freundschaften phasenweise etwas eingeschlafen waren, ganz verloren hatte ich sie nie. Ich war gesegnet mit wenigen, aber sehr guten Freunden. Dass ich dazu neigte, mich von allen zu distanzieren und zu isolieren, wenn es mir schlecht ging, war mein Part. Als ich wieder aktiv und initiativ wurde, erwachten meine langjährigen Freundschaften wieder, und ich pflegte nun auch jenseits von Freundschaften so viele Kontakte, wie ich konnte, zu Bekannten, zu Kollegen und zu allen, mit denen mir ein Austausch guttat. Ich erkannte, dass ich auch in meinen Beziehungen selbstwirksam sein konnte, wenn ich mich nicht von meinem Glauben vereinnahmen ließ, dass ich ohnehin nur eine Last für alle sei. Ich fing außerdem an, wirklich ehrlich hinzuschauen, was ich in meinem Umfeld tolerierte. Denn wie bereits beschrieben, neigte ich lange dazu, an emotional unverfügbaren Menschen festzuhalten, die mir überhaupt nicht guttaten. Ich konnte noch ewig damit verbringen, mich darüber zu beschweren, wie andere mich behandelten, aber ich musste langsam zu der Einsicht kommen, dass ich selbst etwas dazu beitrug. Ich trug dazu bei, von anderen verletzt zu werden, indem ich es ihnen immer und immer wieder erlaubte. Ich investierte meine Energie in Beziehungen, indem ich mich anstrengte und kämpfte, gab alles, was ich konnte, ließ auf meinem Herz herumtrampeln, weil ich glaubte, es verdient zu haben. Ich versuchte perfekt zu sein, am besten ohne Bedürfnisse und Gefühle. Ich wollte beweisen, dass ich etwas wert bin, wollte andere davon überzeugen, dass ich ihre Liebe verdiente. Ich wollte so sehr ausgewählt und geliebt werden, dass ich mich dafür komplett selbst verlassen hatte. Irgendwann verstand ich, dass dies eine fatale Entscheidung war, denn ich reproduzierte auf diese Art den Kampf um Liebe aus meiner Kindheit. Eine alte Geschichte, die ich mit neuen Statisten umzuschreiben versuchte. Es wurde Zeit, dass ich eine neue Geschichte schrieb, und statt darauf zu warten, von jemandem gewählt zu werden, fing ich an, mich selbst zu wählen. Ich war es mir schuldig, endlich für mich da zu sein und für mich einzustehen.

Ich lernte also, Grenzen zu setzen, und in manchen Fällen musste ich jeden Zugang zu mir verweigern, auch wenn es mir wehtat. Ich musste lernen, Menschen loszulassen, die mich nicht schätzten, statt ihnen meinen Wert beweisen zu wollen. Das war verdammt schwer, aber ich war es mir schuldig, endlich für mich einzustehen und mir ein Umfeld aus Menschen aufzubauen, das mir Kraft gab, statt mich maßlos zu erschöpfen. Ich wollte nie wieder an Beziehungen festhalten, die all meine Symptome verschlimmerten und mein Nervensystem in den Alarmmodus versetzten, statt mich sicher fühlen zu lassen. Das war mein Versprechen an mich selbst.

Vielleicht erkennst du dich beim Lesen an einigen Stellen wieder. Vielleicht erkennst du ein paar deiner eigenen inneren Mauern, die dich isolieren und Nähe verhindern. Erlaube dir, hinter diese Mauern zu blicken und sie zu überwinden. Erlaube dir auch, ehrlich anzuerkennen, welche Beziehungen dir nicht guttun. An welchen Beziehungen hältst du fest, obwohl du tief in dir spürst, dass sie dir immer wieder Schaden zufügen? Erlaubst du anderen, auf deinem Herzen herumzutrampeln? Tolerierst du in manchen Beziehungen immer wieder, respektlos, rücksichtslos und unfair behandelt zu werden? Idealisierst du vielleicht Menschen, die du liebst, und weigerst dich zu sehen, was sie dir wirklich zeigen? Neigst du vielleicht dazu, verletzendes Verhalten anderer kleinzureden und dich dafür verantwortlich zu machen? Stehst du wirklich für dich, deine Grenzen und Bedürfnisse ein, oder untergräbst du sie selbst immer wieder?

Gibt es auch in deinem Leben Freundschaften, die vielleicht nur eingeschlafen sind und wieder aktiviert werden können? Gibt es andere Beziehungen, die du mehr pflegen möchtest? Vielleicht willst du auch ganz neue soziale Kontakte knüpfen? Wenn ja, was wären hierbei mögliche Wege für dich? Ein unterstützendes Netzwerk kann auch innerhalb wohltätiger Organisationen, in Selbsthilfegruppen oder anderen sozialen Einrichtungen gefunden werden. Manchmal braucht es nur ein bisschen Mut, in diesem Bereich des Lebens aktiv zu werden, gerade wenn dieser Bereich dir oft Angst macht. Da wo Angst ist, kann auch immer Mut wachsen.

SELBSTFÜRSORGE, ACHTSAMKEIT UND KREATIVITÄT

Selbstfürsorge umfasst innere Strategien, wie beispielsweise Selbstmitgefühl und Selbstreflexion, aber auch das Einstehen für deine Bedürfnisse und Grenzen und eine radikale Ehrlichkeit dir selbst gegenüber. Selbstfürsorge heißt, dass du für dich selbst eine wirklich wohlwollende und treue Bezugsperson wirst, dich nicht mehr anlügst, dich nicht mehr kleinredest, dich nicht für andere aufgibst und nicht deine eigenen Grenzen untergräbst. Doch auch ganz praktische äußere Tätigkeiten gehören zur Selbstfürsorge. Welche konkreten Tätigkeiten das sind, ist für jeden Menschen ganz individuell, und es gibt hierbei keine allgemeingültige Zauberformel, weil wir Menschen eben so wunderbar verschieden sind.

Alles, was in dir Gefühle wie Freude, Entspannung, Leichtigkeit, Erholung oder Begeisterung auslöst, kann unter Selbstfürsorge fallen. Dein Nervensystem ist nach einem Entwicklungstrauma in der Regel dauerhaft dysreguliert und instabiler, als es ein gesundes Nervensystem ist. Dein System muss mehr Stress verarbeiten und neigt auch dazu, mit mehr Stress zu reagieren. Die Ursachen dafür haben wir uns bereits genauer angeschaut. Jetzt gilt es, zu verstehen, dass du einen Ausgleich für dein Nervensystem schaffen darfst. »Selbstfürsorge« bedeutet in dem Kontext, dass du aktiv dafür sorgst, die Stresshormone mit Glückshormonen, die Anspannung mit Entspannung auszugleichen. Dazu kann vieles zählen: sämtliche Hobbys, Bewegung aller Art, Kreativität, Musik, Entspannungsmethoden, Achtsamkeitstechniken, Natur, Reisen und vieles mehr.

Aber auch Kleinigkeiten im Alltag können für Entspannung sorgen, zum Beispiel ein Bad nehmen, eine halbe Stunde in einem Buch lesen, dir ganz in Ruhe eine Tasse Tee zubereiten, eine kurze Meditation, eine kleine Dehnungsübung oder was auch immer dir persönlich guttut. Dies gilt es für dich individuell herauszufinden und gleichzeitig auch ehrlich zu überprüfen, welche Gewohnheiten du aktuell hast und ob dir diese guttun oder eher durch neue ersetzt werden sollten. Dann ist es wichtig, realistische Wege zu finden, diese Tätigkeiten in deinen Alltag zu integrieren, ohne dir zu viel vorzunehmen und es zu einem Leistungsdruck zu machen. Schreibe dir doch einmal eine Liste, auf der du einerseits kleine Tätigkeiten aufschreibst, die nicht viel Zeit beanspruchen, beispielsweise »eine Tasse Kaffee auf dem Balkon trinken«, und andererseits aber auch größere Aktionen wie »zum Yogakurs gehen«. Du kann versuchen, die kleinen Tätigkeiten mehrmals in der Woche zu etablieren, während du die größeren Aktionen, die mehr Zeit beanspruchen, weniger oft einplanst. Eine wichtige Ressource, um dein Nervensystem zu unterstützen, sind also schlichtweg Tätigkeiten, die dir wirklich guttun, und eine fürsorgliche Haltung dir selbst gegenüber.

Achtsamkeit kann auf verschiedenen Wegen geübt werden und dich darin unterstützen, innerlich leichter in eine Beobachterperspektive zu kommen, etwa wenn du sehr negative Gedanken oder belastende Gefühle erlebst. Diese Fähigkeit ist deiner Selbstregulation sehr dienlich. Die negativen Gedanken und intensiven Gefühle wirst du vielleicht nie abstellen oder gänzlich loswerden können, aber du kannst durch deinen Umgang mit ihnen enorm dazu beitragen, dein Leid zu verstärken oder eben zu lindern. Dich von deinen eigenen Gedanken distanzieren zu können, sie also nicht unbedingt als wahr zu bewerten, ist eine sehr starke mentale Ressource, gerade dann wenn du generell eine Wahrnehmung hast, deren Brillengläser von den Farben der Angst und Bedrohung gefärbt sind.

Mit Achtsamkeit trainierst du aber auch die Fähigkeit, im Hier und Jetzt zu bleiben, was für Traumabetroffene, die unter Flashbacks leiden, ebenfalls eine wichtige Ressource sein kann. Eine einfache Übung, die ich gern nutze, wenn mein Körper sich in meiner Vergangenheit verirrt, ist eine kleine Grounding-Übung, um in die Gegenwart zu kommen: Nutze deine Sinne, um dich im Hier und Jetzt zu verankern. Zähle mindestens zwei Sachen auf, die du sehen kannst, nenne mindestens zwei Geräusche, die du hören kannst, versuche, zwei Gerüche wahrzunehmen und zu benennen, erfühle mit deinen Händen mindestens zwei verschiedene Strukturen um dich herum, versuche zum Schluss, einen Geschmack auszumachen. Diese Übung kannst du natürlich auch gern abwandeln. Du kannst dir auch einen Gegenstand zur Hand nehmen, den du dann mit deinen Sinnen so genau wie möglich beschreibst. Oder wähle dir eine Farbe und versuche alles im Raum aufzuzählen, was diese Farbe hat. Das Ziel ist immer dasselbe: Bringe dich in den gegenwärtigen Moment in deine gegenwärtige Umgebung und nutze deine Sinne dafür.

Auch regelmäßige Meditationen können deine Achtsamkeit stärken, taste dich hier jedoch vorsichtig heran, falls du noch nie eine körperbezogene oder nach innen schauende Übung gemacht hast. Meditation oder Achtsamkeitstechniken haben sich als wirksame Methoden zur Selbstregulation und Stressbewältigung erwiesen, denn sie fördern eine erhöhte Selbstwahrnehmung und Entspannung, was dir helfen kann, emotionale Herausforderungen besser zu bewältigen. Diese Praktiken fördern auch die Entwicklung einer aufmerksamen und akzeptierenden Haltung gegenüber dem eigenen Inneren, was die emotionale Selbstregulation erheblich verbessert.

Kreative Ausdrucksformen wie Kunst- oder Musiktherapie bieten Betroffenen die Möglichkeit, Gefühle und Traumata nonverbal zu verarbeiten. Diese kreativen Prozesse ermöglichen es, unbewusste Konflikte auszudrücken, zu visualisieren und sie dadurch auch besser zu reflektieren.[139]

Besonders bei traumatischen Erfahrungen kann es sehr erleichternd sein, das Erlebte nonverbal auszudrücken. Kreativität ist aber nicht nur eine nonverbale Ausdrucksform für Emotionen und Erinnerungen, sondern gleichzeitig ein wunderbarer, wirksamer Weg, dein Nervensystem zu regulieren, weil dieses bei kreativen Prozessen in den Modus von Entspannung wechselt. Die Wirkung auf dein Nervensystem und deinen Körper ähnelt der von Entspannungsverfahren und Meditation. Kreativität kann dabei viele verschiedene Formen annehmen, von Malerei über Musik und Schreiben bis hin zum Töpfern – Kreativität kennt so gut wie keine Grenzen und bietet unzählige Möglichkeiten. Auch hier ist es wieder wichtig, dass du für dich herausfindest, welche Form der Kreativität dir persönlich wirklich Spaß macht. Vielleicht hast du ja auch schon kreative Hobbys oder hattest früher mal welche, die du wieder zum Leben erwecken könntest. Es ist natürlich auch möglich, ganz neue kreative Hobbys auszuprobieren und zu entdecken.

Für mich persönlich war Kreativität immer eine ganz besondere Ressource. Seit ich denken kann, habe ich gezeichnet und gemalt, wann immer ich die Gelegenheit hatte. Kunst war in meinem Leben meine stumme beste Freundin, der ich meine dunkelsten Geheimnisse anvertrauen konnte, ohne je ein Wort zu sprechen. Sie hat mir zugehört, ohne Fragen zu stellen, ohne zu urteilen, ohne etwas zurückzuweisen. Ich konnte in der Kunst meiner Realität entfliehen, egal, in welchem Alter, ob als Kind, als Teenager oder als Erwachsene. Kunst gab mir einen Raum, in dem ich mich verstecken konnte, eine kleine eigene Welt, in die ich abtauchen konnte, ohne dass es jemand merkte. Ein weißes Blatt war ein offenes Ohr; meine Farben und Pinsel haben für mich gesprochen, als ich keine Stimme hatte.

Heute bin ich überzeugt davon, dass mir die Kunst in meiner Kindheit und Jugend dabei half, all die schlimmen Erlebnisse, die ich zu Hause, aber auch während der Zeit in der Psychiatrie und im Kinderheim hatte, zu verarbeiten. Mein Körper fand ein Ventil, einen Ausgleich und Ausweg. Kreativität und Kunst waren die liebevolle Umarmung, in der ich mich zurückziehen und fallen lassen konnte, mein ganz eigener Ort des Vertrauens und der Liebe. Finde diesen Ort in dir, an dem du dich ausdrücken und frei fühlen kannst. Sei es singen, malen, schreiben, tanzen, schminken, dekorieren, basteln, ganz egal. Kreativität ist grenzenlos und kann sich in so vielen Formen zeigen, die ich hier nicht alle aufzählen kann. Es gibt dabei kein Richtig und Falsch; alles, was sich für dich gut anfühlt und dir einen Kanal für deine Gefühle gibt, ist richtig.

EMOTIONSREGULATION UND SELBSTMITGEFÜHL

Wir wissen bereits, dass Kindheitstraumata zu signifikanten neurobiologischen Veränderungen führen, die das gesamte Leben der Betroffenen prägen können. Strukturelle Modifikationen in Hirnregionen wie der Amygdala, dem Hippocampus und dem präfrontalen Kortex beeinträchtigen die

Fähigkeit zur Emotionsregulation, Stressbewältigung und Integration traumatischer Erfahrungen. Diese neurobiologischen Veränderungen manifestieren sich auch in einem übererregten, hypervigilanten Nervensystem, das überempfindlich auf kleinste auslösende Reize reagieren kann, die unbewusst in irgendeiner Form an das Trauma erinnern. Das führt zu einer geringen Stresstoleranz und zu sehr intensiven Emotionen, die als überwältigend und unkontrollierbar erlebt werden können. Für Betroffene ist es daher besonders wichtig, zu lernen, mit ihren starken Emotionen umzugehen und sich zu stabilisieren.

Um deine Emotionen zu regulieren, braucht es die Einbeziehung verschiedener Ebenen einer Emotion. Da gibt es einmal die mentale, kognitive Ebene, auf der sich viele von uns aufhalten und in Rationalisierungen verlieren. Dabei wird die körperliche Ebene gern unbeachtet in der Ecke stehen gelassen, obwohl genau hier die meisten Stellschrauben zur Regulierung zu finden sind. Ja, Selbstreflexion ist enorm wichtig, und das Verständnis deiner Reaktionsmuster und das Bewusstwerden über ihre Wirkung auf dich bilden den Grundstein für einen besseren Umgang mit dir. Allerdings versteckt sich hier manchmal auch ein Abwehrmechanismus, der dich davor bewahrt, dass du deine Emotionen fühlen musst. Manchmal versuchen wir, unsere Emotionen mit dem Verstand zu lösen, wir rationalisieren unsere Gefühle, um sie zu vermeiden.

Ich weiß noch, wie ich mich während einer Therapiestunde darüber ärgerte, dass ich immer noch so viel fühlte und in manchen Situationen so empfindlich reagierte, obwohl ich doch schon so viele Jahre damit verbracht hatte, all meine Muster zu verstehen und aufzulösen. So viele Bücher, so viele Podcasts, Interviews, Dokumentationen, Vorträge, Ausbildungen – ich hatte so viel Wissen angesammelt und trotzdem wurde ich immer noch von diesem verdammten Schmerz heimgesucht. Meine Therapeutin saß mir ruhig gegenüber und lächelte nur sanft. »Meinen Sie, Ihr Problem besteht darin, dass Sie noch nicht genug wissen?«, fragte sie mit ihrem typischen Blick, der mir verriet, dass sie die Antwort auf ihre Fragen schon kannte und nur darauf abzielte, dass ich selbst die Antwort verstand. »Nein, ich glaube, ich weiß mittlerweile wirklich viel«, gab ich zurück.

»Und wie viel können Sie mit sich fühlen?«, fuhr sie fort. Die Frage verstand ich nicht richtig. »Na ja, ich fühle viel zu viel, das ist ja mein Problem, das ist der Grund, warum ich hier bin. Ich will lernen, wie ich weniger stark fühlen kann«, erwiderte ich. »Und was, wenn Sie nie ändern können, dass Sie so viel fühlen? Können Sie akzeptieren, dass Sie sehr sensibel sind?« Ich hielt inne, weil ich sofort »Nein« sagen wollte. »Sie wollen die ganze Zeit Ihre Gefühle loswerden und ähneln in Ihrem Verhalten dem der Erwachsenen Ihrer Kindheit: Sie stehen neben sich, schimpfen, machen Druck, sind kalt und emotional unverfügbar, unfähig, zu trösten und traurige Gefühle auszuhalten. Im Grunde stehen Sie neben Ihrem inneren Kind und schreien es an, dass es aufhören soll zu heulen.« Für ein oder zwei Minuten stand die altbekannte Stille zwischen uns im Raum, die ich schon gut kannte. Sie nahm immer dann den Therapieraum ein, wenn meine Therapeutin mir erfolgreich den Spiegel vorhielt und ich kurz mit mir kämpfte, das Spiegelbild anzunehmen. Sie hatte recht, ich war kalt und ungeduldig mir selbst gegenüber, wenn es mir schlecht ging, und ich versuchte, mit rationalen Erklärungen mein inneres Kind davon zu überzeugen, dass sein Schmerz unangebracht ist. »Ich weiß nicht, was ich sonst tun soll«, erklärte ich. »Es mangelt Ihnen nicht an Wissen, es mangelt Ihnen an Implementierung Ihres Wissens. Ihnen fehlt die Fähigkeit, Ihren eigenen Schmerz auszuhalten und zu fühlen. Es mangelt Ihnen an Mitgefühl für sich selbst.«

Das war der Tag, an dem ich lernte, dass Emotionsregulation viel mehr braucht als rationales Verstehen. Ich begriff, dass ich mit mir selbst einen ganz anderen Umgang, einen anderen Ton brauchte, frei von Zorn und Forderung. Ich musste für mich selbst emotional verfügbar werden, meine Gefühle validieren, Rücksicht auf meine Bedürfnisse nehmen, verständnisvoll, sanft, geduldig, vergebend und ermutigend mit mir sein. Wie konnte ich übersehen, dass ich auf dieselbe Art versuchte zu heilen, die dazu beigetragen hatte, dass ich krank geworden war? Mit Druck, Abwertung, Kritik, Wut, Vorwürfen und viel Kälte.

Einmal musste ich nach einem Flashback wie so oft bitterlich weinen, so sehr, dass ich kaum atmen konnte und an meinen Tränen zu ersticken glaubte. Ich kauerte wie immer auf dem Boden unter meinem Tisch, umarmte meine Beine, schaukelte vor und zurück, zitterte und rang nach Luft. »Ich bin so ein erbärmliches Häufchen Elend, so kaputt. Ich hasse es so sehr, ich zu sein«, dachte ich, und dann stieg wieder dieser unsagbare Schmerz in mir auf, der sich mit dem bereits vorhandenen Schmerz vermischte. Diese ganz bestimmte emotionale Mischung aus Wut, Ohnmacht, Angst und so unglaublich viel Scham, das war der größte Schmerz, den ich kannte, schlimmer als jeder körperliche Schmerz, der mir jemals zugefügt worden war.

Er kam über mich wie ein riesiger Tsunami, der die fragilen Gebäude aus Hoffnung, Sicherheit und Liebe in mir einfach zerschmetterte, mit sich riss und von innen gegen meinen Körper prallte. Dieser Tsunami brachte mich viele Jahre lang dazu, mich selbst zu verletzen, mich selbst zu hassen und immer wieder aus mir fliehen zu wollen. Der körperliche Schmerz, den mir eine Rasierklinge schenken konnte, war eine erleichternde Wohltat, ein Akt der Gnade im Vergleich zu dem seelischen Druck, der mich von innen zu zerreißen drohte und mich in eine Zeit katapultierte, die ich nie wieder besuchen wollte. Ich musste lernen, diesem Tsunami standzuhalten. Ich musste einen Berg in mir finden, auf den ich mich retten konnte, wenn die riesigen Wellen wieder in meinem Körper tobten.

Selbstmitgefühl war wie das Mitgefühl einer liebevollen, geduldigen und verständnisvollen Freundin; und tatsächlich konnte ich es für andere ganz leicht entwickeln, aber für mich selbst nicht. Also suchte ich in mir, streifte durch die dunklen Wälder meines inneren Labyrinths, bis ich Mitgefühl fand, das wie eine zarte Pflanze langsam zu wachsen begann. Ich übte Mitgefühl in jeder Situation, in der es mir schlecht ging, in der ich scheinbar unbegründete Angst oder starken Schmerz fühlte, immer wenn mich Flashbacks, Albträume und andere Emotionsfluten quälten.

Statt sauer auf mich zu werden, versuchte ich, mir ein kleines, verletztes Kind vorzustellen, das ich beruhigen wollte. Ich wurde besser darin, liebevoll zu mir zu sein, und vor allem wurde ich besser im Fühlen. Statt gegen mich und meine Gefühle zu kämpfen, hielt ich mich an dem Gedanken fest, dass dieser Schmerz vorübergehen wird und ich ihn ertragen kann. Ich lernte, Schmerz zuzulassen, ihn einfach zu fühlen und auszuhalten. So viele Jahre meines Lebens ergriff ich die Flucht und kämpfte gegen den Schmerz in mir. Ich tat alles, um ihn nicht fühlen zu müssen. Als ich diesen Kampf aufgab, fiel eine tonnenschwere Last von mir ab. Es war ermüdend, ständig zu kämpfen. Ich lernte, Emotionen wie eine Welle zu betrachten, die vorübergehen wird. Ich lernte, diese Welle zuzulassen, in der Gewissheit, dass sie vorbeigehen wird. Mein Selbstvertrauen und meine Selbstregulation wurden stärker mit jeder Welle, die ich überstand, in der ich einfach sitzen und sie fühlen konnte, ohne wegzulaufen, ohne zu kämpfen, ohne mich selbst anzugreifen.

Ich konzentrierte mich auf die körperlichen Empfindungen, nahm den physischen Schmerz wahr, versuchte, ihn in Worte zu kleiden und ihn nicht zu bewerten, nicht zu bekämpfen, ihn einfach da sein zu lassen und aktiv zu fühlen. Das ist meistens eine immense Herausforderung für mich, da ich so viele Jahre meines Lebens gelernt hatte, den seelischen Schmerz mit körperlichem Schmerz zu betäuben. Ich widerstehe dem Impuls, zur Rasierklinge zu greifen oder mir selbst gegen den Kopf zu schlagen, ich versuche, zu atmen und den unendlichen Druck in mir auszuhalten. »Gleich ist es wieder vorbei, es wird vorbeigehen, es ist nur ein Gefühl, nur ein Gefühl, das vorbeigeht. Alles wird gut, du bist sicher, es ist okay, du schaffst das, ich bin hier, gleich ist es vorbei«, flüstere ich mir dann gebetsmühlenartig zu, während ich meine Knie umarme und mich weinend selbst hin und her wiege, in dem Versuch, liebevoll zu bleiben, statt frustriert und wütend zu werden.

In manchen Situationen fühle ich mich wie ein trockener Alkoholiker, dem in schwerer Not ein verlockendes Angebot des besten Alkohols vorgesetzt wird. Ich denke an die Rasierklinge und ihre verheißungsvollen Versprechen, greife aber mit zittrigen Händen in meinen Skillskoffer (dazu mehr im nächsten Unterkapitel) und helfe meinem Körper, sich gesund zu regulieren. Weil ich es mir versprochen habe, weil ich es mir wert bin, für mich selbst da zu sein, mich nicht mehr hängen zu lassen. Das sind die stillen Triumphe von Selbstmitgefühl und Heilung, diese Momente, in denen du denkst, der Boden unter deinen Füßen wird dir im Sturm deiner Gefühle weggerissen, Momente, in denen du dich selbst zu verlieren drohst, aber dich mit aller Kraft und Entschlossenheit an dir festhältst.

Selbstmitgefühl ist wie Heilung: manchmal ein unerbittlicher Kampf gegen die eigenen inneren Dämonen und manchmal furchtbar hässlich. Es ist aber vor allem eine Kraftressource, die dich durch die tiefsten Täler deiner Seele tragen kann. Selbstmitgefühl ist der erste Schritt, den du üben kannst, wenn du dich in den letzten Absätzen wiedergefunden hast. Hör auf, dein Gefühl loswerden zu wollen, wenn es da ist. Das klingt irgendwie unlogisch, ist aber tatsächlich sehr logisch, wenn du dir bewusst wirst, dass Emotionen vor allem eine körperliche Reaktion sind. Emotionen sind eine Art Hormoncocktail, der wie eine Welle durch deinen Körper schwappt und an einigen Stellen seltsame Reaktionen auslöst. Ein flauer Magen, ein angespannter Kiefer, ein schweres Herz, ein schneller Puls, zittrige Hände, Übelkeit, eine flache Atmung, Schweiß, ein riesiger Stein auf der Brust – all das sind körperliche Aspekte einer Emotion, die sich sehr unangenehm anfühlen können. Wenn diese Empfindungen da sind, bringt es nichts, einen Kampf gegen sie zu führen, da sie das nur verstärkt. Statt weitere Stresshormone in deinem System freizusetzen, indem du gegen dich kämpfst, versuche einmal, Gefühle da sein zu lassen und einfach zu fühlen. Spüre in deinen Körper hinein, erinnere dich daran, dass dieser Zustand vorübergehen wird, und rede dir selbst dabei liebevoll und beruhigend zu, statt Druck aufzubauen und hart gegen dich selbst zu sein. Die innere Haltung dir selbst gegenüber hat einen starken Einfluss darauf, wie schnell und wie gut du dich emotional regulierst. Du kannst deinen Stresspegel weiter in die Höhe heben, indem du dich abwertest, unter Druck setzt und fertigmachst, oder du senkst ihn mit beruhigenden Worten und sanftem Ton.

EMOTIONSREGULATION ÜBER DEN KÖRPER

Neben dem mitfühlenden Umgang mit dir ist die körperliche Regulierung ein weiterer wesentlicher Bestandteil der Emotionsregulation. Emotionaler

Stress und ein dysreguliertes Nervensystem lösen körperliche Reaktionen aus, sodass Strategien gefragt sind, die den Körper einbeziehen. Auf dieser Ebene arbeiten auch körperzentrierte Therapieansätze, die dich unterstützen sollen, den Überschuss an Stress in deinem Körper abzubauen. Du kannst dich körperlich auch selbst gut unterstützen und Selbstregulation trainieren.

Je nachdem, wie intensiv die Anspannung in dir ist, braucht es unterschiedliche Maßnahmen wie Skills, Entladung oder Entspannung. Skills sind Fertigkeiten, die dir helfen, einen Kreislauf aus starkem Stress in deinem Körper zu unterbrechen. Sie helfen, das Stressniveau schnell zu senken und die Kontrolle über das eigene Verhalten nicht zu verlieren, damit du keine schädlichen Strategien wie beispielsweise Selbstverletzung anwendest. Es gibt verschiedene Ansatzpunkte von Skills, und ich empfehle dir, viele verschiedene auszuprobieren, weil es manchmal eine Weile dauern kann, bis du die findest, die für dich wirklich gut funktionieren. Skills über Sinnesreize sind beispielsweise eine Kategorie, die ich persönlich gern nutze. Dabei setzen wir einen starken Gegenreiz, um die Stressreaktion im Körper effektiv und schnell zu unterbrechen. Das kann zum Beispiel ein Kältereiz sein, also Eiswürfel in die Hand nehmen, Kühlpack in den Nacken legen oder Ähnliches. Du kannst auch einen Sinnesreiz über den Geschmack oder Geruch setzen, etwa eine Chilischote kauen, in eine Zitrone beißen oder an einem Aromaöl riechen. Ein weiterer Ansatzpunkt für Skills ist der Zugang über gedankliche Ablenkung, also Tätigkeiten, die dich geistig beanspruchen wie zum Beispiel Sudoku oder Geduldsspiele.

Wenn du sehr angespannt und dysreguliert bist, braucht es körperliche Regulierung, entweder über Entladung oder Entspannung. »Entladung« bedeutet, dass du deine Emotion rauslässt, sie irgendwo abgibst, ausagierst, dich auspowerst und deinem Körper hilfst, die überschüssige Energie abzubauen. Das kann so aussehen, dass du in ein Kissen schreist, die Treppen hoch- und runterrennst oder in einen Boxsack haust. Bewegung und Sport jeder Art sind sehr gute Wege, Stress abzubauen und deinen Körper zu regulieren. Auch Entspannung ist in manchen Situationen ein Weg, dich wieder ins Gleichgewicht zu bringen. Atemübungen, Meditationen, Entspannungsverfahren wie autogenes Training oder progressive Muskelentspannung (PMR) sind Beispiele für Entspannungsmaßnahmen. Es ist wichtig, dass du für dich herausfindest, was dir am meisten hilft, da das sehr unterschiedlich und individuell sein kann. Um das herauszufinden, kannst du verschiedene Strategien ausprobieren, vielleicht hast du während des Lesens auch schon ein paar Ideen bekommen. Das Wichtigste ist, dass du deinen Körper einbeziehst und so deinem Nervensystem hilfst, raus aus der Dysregulation und wieder ins Gleichgewicht zu kommen. Erst wenn die körperliche Anspannung etwas abgebaut wurde, ist es wirklich sinnvoll, auf der mentalen Ebene zu reflektieren, weil Stress unser rationales Denken trübt. Nachdem du dich also körperlich etwas regulieren konntest, kannst du in Ruhe reflektieren, am besten schriftlich. Nutze dafür Fragen wie:

- Was ist gerade passiert?
- Was war gerade der konkrete Auslöser für meine Reaktion?
- Welche Emotionen konnte ich wahrnehmen?
- Wie haben die sich körperlich gezeigt, was habe ich im Körper gespürt?
- Welche Gedanken haben das Gefühl begleitet?
- Sind diese Gedanken wirklich wahr oder vielleicht nur ein Ergebnis verzerrter Wahrnehmung, weil mein Gehirn versucht, Beweise für meine Überzeugungen zu finden?
- War meine Wahrnehmung womöglich gefärbt von einem alten inneren Programm, einem Glaubenssatz?
- Kann ich ein Bedürfnis oder eine Grenze hinter meinem Gefühl erkennen?

- Welchen Handlungsimpuls hatte ich?
- Wie möchte ich zukünftig reagieren und mich verhalten, wenn diese Emotion hochkommt?

Durch das Aufschreiben hast du die Möglichkeit, zu einem späteren Zeitpunkt noch mal draufzuschauen und vielleicht auch Muster zu erkennen. Du machst dir die typischen Auslöser, also die Trigger, bewusst, betrachtest deine emotionalen Reaktionen und kannst auch deine sich wiederholenden Denkmuster und Glaubenssätze identifizieren, die womöglich deine Wahrnehmung in manchen Situationen verzerren. Die Bewusstwerdung deiner Muster und die Fähigkeit, sie zu erkennen, sind essenziell, um besser mit ihnen umzugehen. Neben Reflexion und Achtsamkeit bilden dein Selbstmitgefühl und die körperliche Regulierung die Grundbausteine für deine gesunde Emotionsregulation.

HOFFNUNG

Neben einer Psychotherapie und allen Ressourcen, die du dir aufbauen kannst, ist eine letzte innere Kraftquelle besonders wichtig und steht über allem – die Hoffnung. Damit Therapie und Selbsthilfestrategien wirksam sein können, braucht es deine innere Bereitschaft zur Besserung, es braucht die Bereitschaft zur Eigenverantwortung. Vor allem aber heißt das, dass du in dir überhaupt die Möglichkeit zulassen musst, dass es besser werden kann. Solange du dir selbst den Weg der Besserung verweigerst, den Eingang mit Verbitterung und Enttäuschung verbarrikadierst, wirst du keinen Schritt in Richtung Heilung machen können. Versteh mich nicht falsch, du darfst wütend sein, du darfst das Leben anprangern und voller Enttäuschung über all die Ungerechtigkeiten sein. Du kannst das Leben, das Schicksal, Gott, das Universum oder wen auch immer du willst, anschreien, verfluchen, du kannst Anklage erheben und kraftlos zu Boden gehen, weil du einfach nicht mehr kannst.

Aber bei all dem Schmerz, der vollkommen valide ist, gibt es irgendwo in dir verborgen die unerschöpfliche Kraft der Hoffnung. Sie ist immer da, egal, wie ausweglos alles erscheinen mag, wie ein winzig kleines Licht, manchmal nur eine Glut inmitten eines Meeres aus Dunkelheit, die du kaum erkennen kannst. Hoffnung lebt in jedem von uns, wir verlieren nur manchmal den Kontakt zu ihr und meinen dann, es gäbe sie nicht mehr. Manchmal brauchen wir einen Boten, der uns die kleine Glut in uns zeigt, dieser Bote kann in jeder Gestalt in dein Leben treten. Es kann ein Mensch sein, den du liebst, ein Freund, der dir Beistand leistet, ein Mentor, der dich inspiriert, manchmal ist es nur eine einzige Begegnung, manchmal nur ein Satz, den jemand sagt, ein Tier, das dir Geborgenheit spendet, ein Augenblick der Verbundenheit, ein einziges Gespräch mit einem Fremden, Geschichten anderer Menschen, ein Buch, ein Kunstwerk, ein Gedicht oder ein Lied, das dein Herz berührt. Halte Ausschau nach diesen Boten in deinem Leben, und erkenne das kleine Licht der Hoffnung in dir, das dir die Richtung weist.

Lass auch gern mich ein kleiner Bote der Hoffnung für dich sein. Hoffnungslosigkeit, Verbitterung und Vorwürfe gegen das Leben sind altbekannte Begleiter meines Weges. Ich war so oft wütend auf das Leben und habe mir schon so oft gesagt, dass ich nicht mehr kann und aufgebe. Suizidalität und Selbstzerstörung waren viele Jahre fester Bestandteil meines Daseins. Aber selbst in den allerdunkelsten Stunden, in denen ich entschlossen war, aufzugeben, selbst in den Momenten, in denen ich mir vorstellte, wie ich mein Leben beenden würde, in den tiefsten und düstersten Tälern meiner Seele bäumte sich ganz zaghaft und kaum spürbar Widerstand in mir auf. Zwischen den vielen Schreien meines Schmerzes, all der tobenden Wut, den Tornados aus Erschöpfung und Enttäuschung, inmitten dieses Lärmes flüsterte in kaum hörbarem Ton die Hoffnung und widersprach all dem Geschreie: Vielleicht, ganz vielleicht gibt es eine Zukunft, in der ich schmerzfreier lebe, in der ich Momente von Liebe, Verbundenheit und Freude erfahre, in der ich spüren kann, was Zufriedenheit ist, in der ich lernen kann, zu vertrauen, Spaß zu haben, mich zu verwirklichen und mich geliebt zu fühlen. Vielleicht ist das zumindest eine Möglichkeit, die Realität werden kann. Dieser Gedanke, das Zulassen dieser Möglichkeit, öffnete mir den Weg der Heilung.

Vor zehn Jahren hätte ich niemals geglaubt, was für ein Leben ich mir aufbauen würde. Niemals hätte ich gedacht, dass ich fähig sein würde, ein Flashback oder einen anderen emotionalen Ausnahmezustand ohne Selbstverletzung zu überstehen. Dass ich eines Tages in der Lage sein würde, die körperliche Anspannung in mir auszuhalten und zu lindern, ohne mir dabei etwas anzutun, ohne meinen Körper zu hassen und aus ihm fliehen zu wollen. Mein früheres Ich hätte ungläubig den Kopf geschüttelt, hätte es gewusst, dass ich eines Tages Frieden mit meinem Körper schließen würde und mich gut um ihn kümmern könnte. Dass ich es wagen würde, Beziehungen einzugehen, und sogar besser darin werden würde, zu vertrauen, mich einzulassen und Nähe zu erlauben. Dass ich irgendwann aufhören würde, mich aufzuopfern und um die Liebe der falschen Menschen zu kämpfen, dass ich mich selbst nicht mehr ständig hinten anstellen würde, um es anderen recht zu machen, ich mir wichtig genug wäre, um mein Herz zu schützen, für mich einzustehen, mich emotional zu regulieren, statt impulsiv zu reagieren – all das hätte ich mit zwanzig niemals für möglich gehalten. Mein früheres Ich würde es nicht glauben, hätte man ihm erzählt, dass ich eines Tages selbstständig sein und mir meine beruflichen Träume erfüllen würde, dass ich den Mut haben würde, vor großen Menschengruppen Vorträge und Seminare zu halten, dass ich Frieden mit der Abwesenheit einer Familie in meinem Leben schließen würde, dass ich verdammt gern allein mit mir und in den meisten Momenten stabil und zufrieden wäre. Nichts davon hätte ich früher geglaubt, und doch habe ich es geschafft, all das zu verwirklichen.

Natürlich habe ich immer noch manchmal Symptome, der Schmerz ist nicht komplett verschwunden und die Erinnerungen sind nicht erloschen. Manchmal suchen mich die Flashbacks und Albträume noch heim, manchmal muss ich mich immer noch zum Essen zwingen, manchmal spüre ich das Verlangen, mich selbst zu verletzen. Aber all das ist in seiner Intensität und Häufigkeit sehr stark zurückgegangen und dafür hat sich der ganze Weg definitiv gelohnt. Mittlerweile weiß ich, dass Heilung ein Prozess ist, der womöglich sogar mein Leben lang anhalten und nie ganz abgeschlossen sein wird. Die Wunden meiner Seele gehören zu meinem Leben dazu, aber sie bestimmen es nicht mehr. Ich habe akzeptiert, dass ich bin, wie ich bin, mit all meiner Sensibilität und Verwundbarkeit, aber auch mit all meinen Stärken. Ich habe mich mit mir versöhnt, ja sogar Freundschaft mit mir geschlossen. Klar, manchmal streite ich noch mit mir und bin frustriert über mein Gehirn und Nervensystem, wenn sie mal wieder nicht zwischen einer kleinen Unstimmigkeit und akuter Lebensgefahr unterscheiden können. Heilung hat nichts mit Perfektion zu tun und verläuft nicht linear, manchmal tun meine Wunden noch sehr weh, manchmal fühle ich mich zehn Schritte zurückgesetzt, und manchmal habe ich das Gefühl, vor lauter Glück und Freude zu platzen. Ich kann Angst in Beziehungen haben, voller Misstrauen sein und trotzdem versuchen, mich darauf einzulassen und sogar Momente voller Vertrauen und Geborgenheit zuzulassen. Früher dachte ich, ich müsse entweder vollkommen positiv und stets optimistisch sein oder in meinem Schmerz ertrinken. Aber ich habe gelernt, dass ambivalente Gefühle in mir gleichzeitig existieren können und mich nicht zerreißen müssen.

All das erzähle ich dir, um in dir die Möglichkeit zu eröffnen, dass auch dein Leben ganz anders werden kann, als es heute vielleicht ist, trotz all deiner inneren Wunden, die dich mit Schmerz erfüllen. Es ist möglich, diesen Schmerz zu lindern, ja sogar Liebe und Freude in deinem Leben zu vermehren, es ist möglich, mit deinen Ängsten trotzdem mutige Entscheidungen zu treffen, mit deinen Traumafolgen zu leben, ohne dass sie dein Leben bestimmen. Es ist möglich, dass deine Zukunft eine neue und viel schönere Lebensrealität für dich bereithält, als du dir jetzt in deinen kühnsten Träumen vorstellen kannst. Diese Möglichkeit gibt es, aber sie braucht deine Erlaubnis, um sich dir zu zeigen, sie braucht deine Bereitschaft, sie zu sehen. Die Barrikaden, die du errichtet hast, verschließen dir den Weg und warten nur darauf, dass du sie mit einem Funken Hoffnung zum Einsturz bringst.

Hoffnung ist nicht der freudige, laute Optimismus, der dich mit Motivationsreden anpeitscht und jede Angst, jeden Zweifel, jede Unsicherheit auslöscht. Hoffnung ist die leise Stimme, die dir zwischen all dem Lärm deines Schmerzes etwas zuflüstert und dich bittet, ihr eine Chance zu geben. Sie ist der winzig kleine Funken, der durch keine Kraft der Welt gelöscht werden kann und der darauf wartet, von dir wiederentdeckt zu werden. Sie ist das Licht, das dich durch den Weg deiner Heilung begleitet. Du brauchst dieses Licht, um aktiv zu werden, um zu sehen, wo du hintrittst, und um einen Fuß vor den anderen zu setzen. Du musst nicht den ganzen Weg kennen, nicht jeden Schritt planen oder jetzt schon auf alle Fragen die Antwort wissen; alles, worauf du dich konzentrieren musst, ist dein nächster Schritt, danach auf den nächsten und dann wieder auf den nächsten. Lasse den Gedanken zu, dass dein Leben vielleicht bald schon oder in einigen Jahren komplett anders aussehen kann als jetzt, dass du Glück, Freude und Liebe fühlen wirst, die stärker als deine Ängste sein werden. »So ein Quatsch, es wird niemals besser, für mich ist das nicht möglich«, schreit dein Schmerz dich jetzt vielleicht an. »Du hast ja keine Ahnung, wozu ich fähig bin«, flüstert die Hoffnung leise zurück.

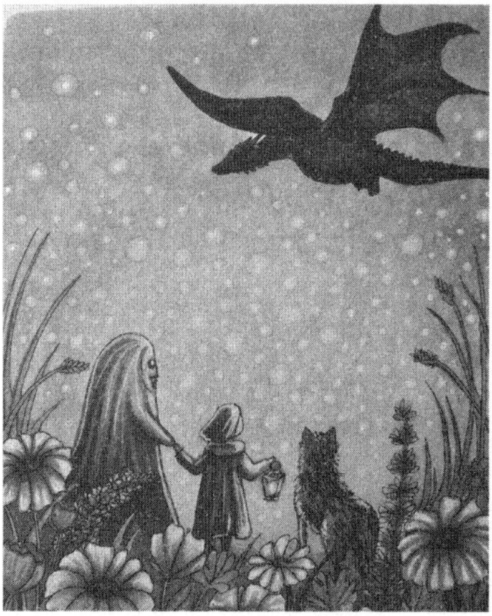

»In der tiefschwarzen Einsamkeit meines Schmerzes verdammte ich dich und schrie voller Zorn in die Stille hinein, bis ich keine Stimme mehr hatte«, sagte das Mädchen. »Schmerz ist viel lauter als ich, trotzdem verstumme ich nie. Ich antworte dir immer, aber du musst gut zuhören. Keine Kraft der Welt kann mein Licht in dir erlöschen«, erwiderte die Hoffnung so leise, dass es kaum hörbar war.

QUELLEN

1 Dinges, M. (2018). Transgenerational War-Related Trauma in Post-War Germany: Evaluation of Results and Research Perspectives. In: Briesen, D. (Hg.), *Armed Conflict and Environment*. Nomos Verlag, Baden-Baden, S. 51 ff.

2 Zu dem Verb „fringsen" findet sich auf https://de.wiktionary.org/wiki/fringsen folgende Erklärung: „Entstehung in der Nachkriegszeit des 2. Weltkriegs; benannt nach dem Kölner Kardinal Frings. Er billigte den Diebstahl von Kohle in der Not durch die Bevölkerung."

3 Bode, S. (2015). *Die vergessene Generation* (20. Aufl.). Klett-Cotta, Stuttgart.

4 Dinges, M. (2018). *Transgenerational War-Related Trauma in Post-War Germany*. A. a. O.

5 Gebhardt, M. (2015). *Als die Soldaten kamen*. Deutsche Verlags-Anstalt, München.

6 Interview mit Miriam Gebhardt im Deutschlandfunk vom 4.4.2019, siehe https://www.deutschlandfunk.de/massenvergewaltigungen-bei-kriegsende-der-versuch-mit-dem-100.html.

7 Gebhardt, M. (2015). *Als die Soldaten kamen*. A. a. O.

8 Vgl. Brühns, J. (2022). Flucht und Vertreibung überschatten 1945 das Kriegsende, https://www.ndr.de/geschichte/chronologie/Flucht-und-Vertreibung-ueberschatten-1945-das-Kriegsende,vertreibung102.html.

9 Vgl. Schlebach, A. (2024). „Euthanasie"-Programm: Die „Rassenhygiene" der Nationalsozialisten, https://www.ndr.de/geschichte/chronologie/Euthanasie-Programm-Die-Rassenhygiene-der-Nationalsozialisten,euthanasie100.html.

10 Kiefer, O. (1904). *Die körperliche Züchtigung bei der Kindererziehung in Geschichte und Beurteilung: Ein Buch für Eltern und Erzieher*. Albert Kohler, Berlin.

11 DeMause, L. (Hg.) (2018). *Hört ihr die Kinder weinen* (15. Aufl.). Suhrkamp Taschenbuch Wissenschaft, Frankfurt am Main.

12 DeMause, L. (Hg.) (2018). *Hört ihr die Kinder weinen*. A. a. O. S. 48.

13 Vgl. zur Geschichte der Kindheit die Terra-X-Dokumentation unter https://www.youtube.com/watch?v=M-XoOq5X2UA&t=11s.

14 DeMause, L. (Hg.) (2018). *Hört ihr die Kinder weinen*. A. a. O.

15 O. V. (2012). Das traurige Schicksal der Kriegswaisen, https://www.ndr.de/geschichte/chronologie/Das-traurige-Schicksal-der-Kriegswaisen,kriegswaisen103.html.

16 Terra-X-Dokumentation https://www.youtube.com/watch?v=M-XoOq5X2UA&t=11s.

17 DeMause, L. (Hg.) (2018). *Hört ihr die Kinder weinen*. A. a. O.

18 Vgl. https://beauftragtemissbrauch.de/fileadmin/user_upload/Dialog_Kindesmissbrauch__Forderungskataloge/Forderungskatalog_Forschung.pdf.

19 Gebhardt, M. (2015). *Als die Soldaten kamen*. A. a. O.

20 Noll, M. (2013). *Sexualisierte Gewalt und Erziehung: Auswirkungen familialer Erfahrungen auf die Mutter-Kind-Beziehungen*. Verlag Barbara Budrich, Leverkusen.

21 Studie: *Lebenssituation, Sicherheit und Gesundheit von Frauen in Deutschland*, https://www.bmfsfj.de/bmfsfj/studie-lebenssituation-sicherheit-und-gesundheit-von-frauen-in-deutschland-80694.

22 Noll, M. (2013). *Sexualisierte Gewalt und Erziehung*. A. a. O.

23 Siehe https://beauftragte-missbrauch.de/.

24 Siehe https://beauftragte-missbrauch.de/.

25 Siehe https://beauftragte-missbrauch.de/fileadmin/Content/pdf/Zah-

len_und_Fakten/240703_Fact_Sheet_Zahlen_und_Fakten_zu_sexuellem_Kindesmissbrauch_UBSKM.pdf.

26 Siehe https://beauftragte-missbrauch.de/themen/definition/zahlen-zu-sexuellem-kindesmissbrauch-in-deutschland.

27 DeMause, L. (Hg.) (2018). *Hört ihr die Kinder weinen*. A. a. O.

28 Goll, J.-M. (2021). *Die Gewerkschaft Erziehung und Wissenschaft und das NS-Erbe*. Beltz Juventa, Weinheim.

29 Immanuel Kant (1803). *Über Pädagogik*. Verlag Friedrich Nicolovius.

30 Bode, S. (2021). *Nachkriegskinder: Die 1950er Jahrgänge und ihre Soldatenväter*. Klett-Cotta, Stuttgart.

31 Bode, S. (2021). *Nachkriegskinder: Die 1950er Jahrgänge und ihre Soldatenväter*. A. a. O.

32 Goll, J.-M. (2021). *Die Gewerkschaft Erziehung und Wissenschaft und das NS-Erbe*. A. a. O.

33 Haarer, J. (1938). *Die deutsche Mutter und ihr erstes Kind*. J. F. Lehmanns Verlag, München.

34 Haarer, J. (1938). *Die deutsche Mutter und ihr erstes Kind*. A. a. O.

35 Alice Miller (1983). *Am Anfang war Erziehung*. Suhrkamp Taschenbuch, Frankfurt am Main.

36 Rutschky, K. (1977). *Schwarze Pädagogik. Quellen zur Naturgeschichte der bürgerlichen Erziehung*. Ullstein Verlag, Berlin.

37 Rutschky, K. (1977). *Schwarze Pädagogik. Quellen zur Naturgeschichte der bürgerlichen Erziehung*. A. a. O.

38 Andresen, S. (2018). Gewalt in der Erziehung als Unrecht thematisieren. Perspektiven aus der Aufarbeitung sexuellen Kindesmissbrauchs. In: *Zeitschrift für Pädagogik*, S. 6–14.

39 Bode, S. (2021). *Nachkriegskinder: Die 1950er Jahrgänge und ihre Soldatenväter*. A. a. O.

40 Rutschky, K. (1977). *Schwarze Pädagogik. Quellen zur Naturgeschichte der bürgerlichen Erziehung*. A. a. O.

41 Thiersch, H. (2014). Schwarze Pädagogik in der Heimerziehung. In: *Widersprüche: Zeitschrift für sozialistische Politik im Bildungs-, Gesundheits- und Sozialbereich*, 34(131).

42 Rutschky, K. (1977). *Schwarze Pädagogik. Quellen zur Naturgeschichte der bürgerlichen Erziehung.* A. a. O.

43 Bode, S. (2021). *Nachkriegskinder: Die 1950er Jahrgänge und ihre Soldatenväter.* A. a. O.

44 Bode, S. (2021). *Nachkriegskinder: Die 1950er Jahrgänge und ihre Soldatenväter.* A. a. O.

45 Thiersch, H. (2014). Schwarze Pädagogik in der Heimerziehung. In: *Widersprüche: Zeitschrift für sozialistische Politik im Bildungs-, Gesundheits- und Sozialbereich,* 34(131).

46 Thiersch, H. (2014). Schwarze Pädagogik in der Heimerziehung. In: *Widersprüche: Zeitschrift für sozialistische Politik im Bildungs-, Gesundheits- und Sozialbereich,* 34(131).

47 UNICEF e. V. (2020). *Gewalt hinterlässt Spuren.* A. a. O.

48 Rousseau, J.-J. (2010). *Émile oder Über die Erziehung.* Anaconda Verlag, München.

49 Lindgren, A. (2017). *Niemals Gewalt!* Verlag Friedrich Oetinger, Hamburg.

50 UNICEF e.V. (2020). *Gewalt hinterlässt Spuren.* A. a. O.

51 Andresen, S. (2018). *Gewalt in der Erziehung als Unrecht thematisieren. Perspektiven aus der Aufarbeitung sexuellen Kindesmissbrauchs.* A. a. O.

52 Gineiger, U. (2017). Das Schweigen der Familien. In: *Neues Deutschland,* 23.3.2017, S. 3.

53 Görgen, T., Nowak, S. (2013). Alkohol und Gewalt: eine Analyse des Forschungsstandes zu Phänomenen, Zusammenhängen und Handlungsansätzen, https://im.baden-wuerttemberg.de/fileadmin/redaktion/m-im/intern/dateien/publikationen/Literaturanalyse.pdf.

54 Glaesmer, H., Reichmann-Radulescu, A., Brähler, E., Kuwert, P. & Muhtz, C. (2011). Transgenerationale Übertragung traumatischer Erfahrungen: Wissensstand und theoretischer Rahmen und deren Bedeutung für die Erforschung transgenerationaler Folgen des Zweiten Weltkrieges in Deutschland. In: *Trauma & Gewalt,* Heft 4/2011, S. 330 ff.

55 Yehuda, R. & Lehrner, A. (2018). Intergenerational transmission of

trauma effects: Putative role of epigenetic mechanisms. In: *World Psychiatry* 2018:17, S. 243–257.

56 Freyberger, H., Glaesmer, H., Kuwert, P. & Freyberger, H. J. (2019). Transgenerationale Traumatransmission (am Beispiel der Überlebenden des Holocaust). In: *Handbuch der Psychotraumatologie* (3. Aufl.). Klett-Cotta, Stuttgart, S. 111–126.

57 Yehuda, R. & Lehrner, A. (2018). Intergenerational transmission of trauma effects: Putative role of epigenetic mechanisms. A. a. O.

58 UNICEF e. V. (2020). *Gewalt hinterlässt Spuren.* A. a. O.

59 UNICEF e. V. (2020). *Gewalt hinterlässt Spuren.* A. a. O.

60 Konrad, S. (2023). *Das bleibt in der Familie* (12. Aufl.). Piper Verlag, München.

61 Zur desorganisierten Bindung siehe https://www-sciencedirect-com.translate.goog/topics/psychology/disorganized-attachment?_x_tr_sl=en&_x_tr_tl=de&_x_tr_hl=de&_x_tr_pto=rq.

62 Grossmann, K. E. & Grossmann, K. (Hrsg.) (2003): *Bindung und menschliche Entwicklung. John Bowlby, Mary Ainsworth und die Grundlagen der Bindungstheorie und Forschung.* Klett-Cotta, Stuttgart.

63 Glaesmer, H., Reichmann-Radulescu, A., Brähler, E., Kuwert, P. & Muhtz, C. (2011). *Transgenerationale Übertragung traumatischer Erfahrungen: Wissensstand und theoretischer Rahmen und deren Bedeutung für die Erforschung transgenerationaler Folgen des Zweiten Weltkrieges in Deutschland.* A. a. O.

64 Ritscher, W. (2022). Transgenerationale Vermächtnisse. Die Folgen des nationalsozialistischen Terror- und Mordsystems für meine deutsch-jüdische Familie. In: Brisch, K. H. (Hg.). *Trauma und Bindung zwischen den Generationen.* Klett-Cotta, Stuttgart, S. 13 ff.

65 Gineiger, U. (2017). *Das Schweigen der Familien.* A. a. O.

66 Jaufer-Hiebl, H. (2003). Das schwarze Schaf in Familien und anderen Systemen, https://www.psyonline.at/download/kunden/0014941.pdf.

67 Ritscher, W. (2022). *Transgenerationale Vermächtnisse.* A. a. O.

68 Gineiger, U. (2017). *Das Schweigen der Familien.* A. a. O.

69 Betroffenenrat beim Unabhängigen Beauftragten für Fragen des sexu-

ellen Kindesmissbrauchs (2021). Tatort Familie: Impulspapier des Betroffenenrates zum Tatkontext Familie, https://beauftragte-missbrauch.de/fileadmin/Content/pdf/Betroffenenrat/Aus_unserer_Sicht/Betroffenenrat_Impulspapier_Tatort_Familie.pdf.

70 Moulaa-Edmondson, M. (2014). *Die Sprechstunde Gewalt und Trauma des Universitätsklinikums Hamburg Eppendorf: eine retrospektive Studie zur Analyse der Patientenpopulation.* Dissertation, Universität Hamburg.

71 Trenk-Hinterberger, I. (2009). Psychische Folgen von Kindeswohlgefährdungen, https://www.cottbus.de/.files/storage/file/63b371caca71-465c-a413-70e7c9ca9687/Kindeswohlgefaehrdungen.pdf.

72 Moulaa-Edmondson, M. (2014). *Die Sprechstunde Gewalt und Trauma des Universitätsklinikums Hamburg Eppendorf.* A. a. O.

73 Catani, C. (2010). *Krieg im Zuhause – ein Überblick zum Zusammenhang zwischen Kriegstraumatisierung und familiärer Gewalt. Verhaltenstherapie*

74 Ritscher, W. (2022). *Transgenerationale Vermächtnisse.* A. a. O.

75 Witt, A., Fegert, J. M., Rodens, K. P., Brähler, E., Lührs Da Silva, C. & Plener, P. L. (2021). The Cycle of Violence: Examining Attitudes Toward and Experiences of Corporal Punishment in a Representative German Sample. In: *Journal of Interpersonal Violence,* 36(1-2), NP263–NP286. https://oparu.uni-ulm.de/bitstream/123456789/46567/1/10.1177_0886260517731784.pdf

76 Rönnau-Böse, M., Fröhlich-Gildhoff, K., Bengel, J. & Lyssenko, L. (2022). Resilienz und Schutzfaktoren, https://leitbegriffe.bzga.de/alphabetisches-verzeichnis/resilienz-und-schutzfaktoren/.

77 Jaufer-Hiebl, H. (2003). *Das schwarze Schaf in Familien und anderen Systemen.* A. a. O.

78 Lück, S. (2021). *Transgenerationale Therapie: 75 Therapiekarten.* Beltz, Weinheim.

79 Thiersch, H. (2014). Schwarze Pädagogik in der Heimerziehung. In: *Widersprüche: Zeitschrift für sozialistische Politik im Bildungs-, Gesundheits- und Sozialbereich,* 34(131).

80 UNICEF e. V. (2020). *Gewalt hinterlässt Spuren.* A. a. O.

81 Purtscher, K. (2008). Traumatisierung in der Kindheit – Folgen für die

Entwicklung. In: *Psychiatria Danubina*, Bd. 20, Heft 4, S. 513 ff., https://hrcak.srce.hr/file/46033.

82 Purtscher, K. (2008). Traumatisierung in der Kindheit – Folgen für die Entwicklung. In: *Psychiatria Danubina*, Bd. 20, Heft 4, S. 513 ff., https://hrcak.srce.hr/file/46033.

83 Heim, C. & Nemeroff, C. B. (2001). The role of childhood trauma in the neurobiology of mood and anxiety disorders: preclinical and clinical studies. In: *Biological Psychiatry*, Bd. 49, Heft 12, S. 1023 ff.

84 Schmid, M. (2022). Auswirkungen von Misshandlung und Vernachlässigung in der Kindheit auf dem weiteren Lebensweg. In: *Psychiatrie + Neurologie*, Heft 3.

85 Bremner, J. D. (2003). Long-term effects of childhood abuse on brain and neurobiology. In: *Child and Adolescent Psychiatric Clinics of North America*, 12(2), S. 271 ff.

86 Reddemann, L. (2017). Psychische Traumatisierung in der Kindheit, https://www.kreis-euskirchen.de/fileadmin/dokumente/Gesundheit/Vortrag_Redemann_Psychische_Traumatisierung_Kindheit.pdf.

87 Streeck-Fischer, A. & van der Kolk, B. A. (2000). Down will Come Baby, Cradle and All: Diagnostic and Therapeutic Implications of Chronic Trauma on Child Development. In: *Australian & New Zealand Journal of Psychiatry*, Bd. 34, Heft 6.

88 Vgl. https://beauftragte-missbrauch.de/themen/recht/schadensersatz-und-entschaedigung#:~:text=Zivilrechtliche%20Anspr%C3%BCche%20wegen%20sexuellen%20Missbrauchs,sich%20seit%202013%20ereignet%20haben.

89 Streeck-Fischer, A. & van der Kolk, B.A. (2000). *Down will Come Baby, Cradle and All: Diagnostic and Therapeutic Implications of Chronic Trauma on Child Development.* A. a. O.

90 Schmid, M. (2022). *Auswirkungen von Misshandlung und Vernachlässigung in der Kindheit auf dem weiteren Lebensweg.* A. a. O.

91 Schmid, M. (2022). *Auswirkungen von Misshandlung und Vernachlässigung in der Kindheit auf dem weiteren Lebensweg.* A. a. O.

92 Felitti, V. J. (2015). The relationship of adverse childhood experiences

to adult health: Turning gold into lead/Belastungen in der Kindheit und Gesundheit im Erwachsenenalter: die Verwandlung von Gold in Blei. In: *Zeitschrift für Psychosomatische Medizin und Psychotherapie*, Bd. 48, Heft 4, S. 359 ff.

93 Schmid, M. (2022). *Auswirkungen von Misshandlung und Vernachlässigung in der Kindheit auf dem weiteren Lebensweg.* A.a.O.

94 Schmid, M. (2022). *Auswirkungen von Misshandlung und Vernachlässigung in der Kindheit auf dem weiteren Lebensweg.* A. a. O.

95 Van der Kolk, B. (2023). *Das Trauma in dir: Wie der Körper den Schrecken festhält und wie wir heilen können.* Ullstein Taschenbuch, Berlin.

96 Purtscher, K. (2008). *Traumatisierung in der Kindheit – Folgen für die Entwicklung.* A. a. O.

97 Heim, C. & Nemeroff, C. B. (2001). The role of childhood trauma in the neurobiology of mood and anxiety disorders: preclinical and clinical studies. In: *Biological Psychiatry*, Bd. 49, Heft 12, S. 1023-1039.

98 Witt, A., Brown, R. C., Plener, P. L., Brähler, E. & Fegert, J. M. (2017). *Child maltreatment in Germany: Prevalence rates in the general population.* A. a. O.

99 Nemeroff, C. B. (2016). Paradise lost: The Neurobiological and Clinical Consequences of Child Abuse and Neglect. In: *Neuron*, 89(5), S. 892 ff.; Herzog, J. I. & Schmahl, C. (2018). Adverse Childhood Experiences and the Consequences on Neurobiological, Psychosocial, and Somatic Conditions Across the Lifespan. In: *Frontiers in Psychiatry*, 9, S. 420 ff.

100 Witt, A., Brown, R. C., Plener, P. L., Brähler, E. & Fegert, J.M. (2017). *Child maltreatment in Germany: Prevalence rates in the general population.* A. a. O.

101 Nemeroff, C. B. (2016). *Paradise Lost: The Neurobiological and Clinical Consequences of Child Abuse and Neglect.* A.a.O.; Herzog, J. I. & Schmahl, C. (2018). *Adverse Childhood Experiences and the Consequences on Neurobiological, Psychosocial, and Somatic Conditions Across the Lifespan.* A. a. O.

102 Heim, C. & Nemeroff, C. B. (2001). The role of childhood trauma in

the neurobiology of mood and anxiety disorders: preclinical and clinical studies. In: *Biological Psychiatry*, Bd. 49, Heft 12, S. 1023-1039.

103 Clemens, V. (2022). Neurobiologische Folgen kindlichen Miterlebens häuslicher Gewalt, https://haeuslichegewalt.elearning-gewaltschutz.de/mod/book/view.php?id=683; Herzog, J. I. & Schmahl, C. (2018). *Adverse Childhood Experiences and the Consequences on Neurobiological, Psychosocial, and Somatic Conditions Across the Lifespan*. A. a. O.

104 Witt, A., Sachser, C., Plener, P. L., Brähler, E. & Fegert, J. M. (2019). Prevalence and Consequences of Adverse Childhood Experiences in the German population. In: *Deutsches Ärzteblatt*, 116, S. 635 ff.

105 Rudolf-Möller, E. (2017). Hippocampus, https://www.netdoktor.de/anatomie/gehirn/hippocampus/.

106 Siehe die Homepage von Dami Charf zum Thema „Dissoziation und Trauma – Die Abspaltung von mir selbst", https://traumaheilung.de/dissoziation-die-abspaltung-von-mir-selbst/.

107 Tyrka, A. R., Burgers, D. E., Philip, N. S., Price, L. H. & Carpenter, L. L. (2013). The neurobiological correlates of childhood adversity and implications for treatment. In: *Acta Psychiatrica Scandinavica*, 128(6), S. 434 ff.

108 Clemens, V. (2022). Neurobiologische Folgen kindlichen Miterlebens häuslicher Gewalt. Dissertation, Universitätsklinikum Ulm.

109 Levine, P. A. (2011). *Sprache ohne Worte: Wie unser Körper Trauma verarbeitet und uns in die innere Balance zurückführt*. Kösel Verlag, München.

110 McCrory, E., De Brito, S. A. & Viding, E. (2012). The link between child abuse and psychopathology: A review of neurobiological and genetic research. In: *Journal of the Royal Society of Medicine*, Bd. 105, Heft 4.

111 O. V. (2020). *Die Bindungstheorie nach Bowlby*. A. a. O.

112 O. V. (2020). *Die Bindungstheorie nach Bowlby*. A. a. O.

113 Thiersch, H. (2014). Schwarze Pädagogik in der Heimerziehung. In: *Widersprüche: Zeitschrift für sozialistische Politik im Bildungs-, Gesundheits- und Sozialbereich*, 34(131).

114 Thiersch, H. (2014). Schwarze Pädagogik in der Heimerziehung. In:

Widersprüche: Zeitschrift für sozialistische Politik im Bildungs-, Gesundheits- und Sozialbereich, 34(131).

115 Siehe speziell zur komplexen posttraumatischen Belastungsstörung https://www.medicoverhospitals.in/de/diseases/complex-posttraumatic-stress-disorder/.

116 Hecker, T. & Maercker, A. (2015). Komplexe posttraumatische Belastungsstörung nach ICD-11. In: *Die Psychotherapie*, Bd. 60, S. 547 ff.

117 Streeck-Fischer, A. & van der Kolk, B. A. (2000). *Down will Come Baby, Cradle and All: Diagnostic and Therapeutic Implications of Chronic Trauma on Child Development.* A. a. O.

118 Hecker, T. & Maercker, A. (2015). *Komplexe posttraumatische Belastungsstörung nach ICD-11.* A. a. O.

119 Van der Kolk, B. (2023). *Das Trauma in dir: Wie der Körper den Schrecken festhält und wie wir heilen können.* A. a. O.

120 Hecker, T. & Maercker, A. (2015). *Komplexe posttraumatische Belastungsstörung nach ICD-11.* A. a. O.

121 Zum Confirmation Bias und zu den mit ihm verbundenen Gefahren siehe https://www.barmer.de/gesundheit-verstehen/psyche/psychische-gesundheit/confirmation-bias-1128000.

122 Reddemann, L. (2017). *Psychische Traumatisierung in der Kindheit.* A. a. O.

123 Walker, P. (2024). *Posttraumatische Belastungsstörung: Vom Überleben zu neuem Leben.* Narayana Verlag, Kandern.

124 Hecker, T. & Maercker, A. (2015). *Komplexe posttraumatische Belastungsstörung nach ICD-11.* A. a. O.

125 Hecker, T. & Maercker, A. (2015). *Komplexe posttraumatische Belastungsstörung nach ICD-11.* A. a. O.

126 Hecker, T. & Maercker, A. (2015). *Komplexe posttraumatische Belastungsstörung nach ICD-11.* A.a.O.

127 Van der Kolk, B. (2023). *Das Trauma in dir: Wie der Körper den Schrecken festhält und wie wir heilen können.* A. a. O.; Levine, P. A. (2011). *Sprache ohne Worte: Wie unser Körper Trauma verarbeitet und uns in die innere Balance zurückführt.* A. a. O.

128 Walker, P. (2024). *Posttraumatische Belastungsstörung: Vom Überleben zu neuem Leben.* A. a. O.

129 Hecker, T. & Maercker, A. (2015). *Komplexe posttraumatische Belastungsstörung nach ICD-11.* A. a. O.

130 Van der Kolk, B. (2023). *Das Trauma in dir: Wie der Körper den Schrecken festhält und wie wir heilen können.* A.a.O.; Levine, P. A. (2011). *Sprache ohne Worte: Wie unser Körper Trauma verarbeitet und uns in die innere Balance zurückführt.* A. a. O.

131 Ritscher, W. (2022). *Transgenerationale Vermächtnisse.* A. a. O.

132 Lehner-Hartmann, A. (2004). Erinnern statt (ver)schweigen: für ein reflektiertes Wahrnehmen von Menschen mit (familiärer) Gewalterfahrung, http://hdl.handle.net/10900/139308.

133 Jaufer-Hiebl, H. (2003). *Das schwarze Schaf in Familien und anderen Systemen.* A. a. O.

134 Elbert, T. & Schauer, M. (2018). Trauma und häusliche Gewalt, https://frig-freiburg.de/wp-content/uploads/2019/05/elbert_frig-freigegeben.pdf.

135 Tschechne, M. (2022). 25. Todestag des Neurologen Viktor Emil Frankl – via Logotherapie zum automatischen Glück, https://www.deutschlandfunk.de/viktor-frankl-logotherapie-psychotherapie-neurologe-100.html.

136 Vgl. https://www.franklzentrum.org/zentrum/viktor-frankl-leben-und-lehre.html und https://de.wikipedia.org/wiki/%E2%80%A6_trotzdem_Ja_zum_Leben_sagen.

137 Lehner-Hartmann, A. (2004). *Erinnern statt (ver)schweigen: für ein reflektiertes Wahrnehmen von Menschen mit (familiärer) Gewalterfahrung.* A. a. O.

138 Jaufer-Hiebl, H. (2003). *Das schwarze Schaf in Familien und anderen Systemen.* A. a. O.

139 Jaufer-Hiebl, H. (2003). *Das schwarze Schaf in Familien und anderen Systemen.* A. a. O.

DIE AUTORIN

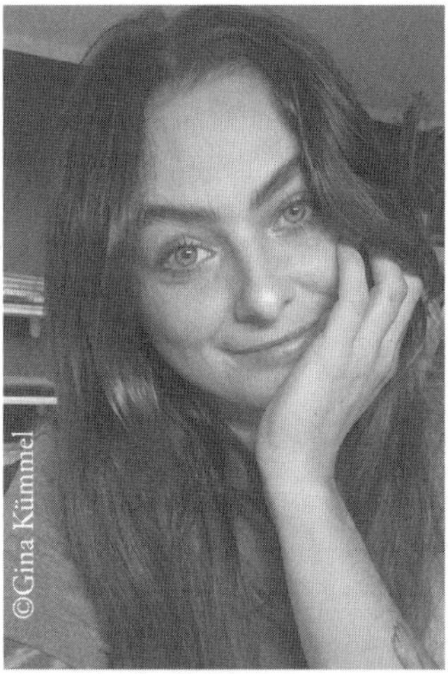

Gina Kümmel ist Heilpraktikerin für Psychotherapie, Traumatherapeutin und Kunsttherapeutin. Sie arbeitet in ihren Seminaren und Sitzungen mit Gruppen und Einzelpersonen daran, mit Traumafolgen umzugehen, ein überreiztes Nervensystem und emotionalen Stress zu regulieren. Da sie selbst Erfahrungen von Kindheitstraumata und Traumafolgen hat, vermittelt sie ihr Wissen nicht nur aus fachlicher, sondern auch aus menschlicher, persönlicher Perspektive. Um mehr Menschen Zugang zu diesem Wissen zu geben, teilt sie auf ihrem Instagram-Kanal persönliche Erfahrungen, Tipps und Impulse für andere Betroffene.